中国医学临床百家

张力建　石　琦／著

肺癌早期筛查

张力建 观点

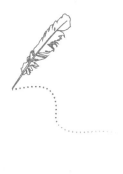

科学技术文献出版社
SCIENTIFIC AND TECHNICAL DOCUMENTATION PRESS
·北京·

图书在版编目（CIP）数据

肺癌早期筛查张力建观点 / 张力建，石琦著. —北京：科学技术文献出版社，2020.12（2022.1重印）

ISBN 978-7-5189-7499-3

Ⅰ.①肺…　Ⅱ.①张…　②石…　Ⅲ.①肺癌—诊疗　Ⅳ.① R734.2

中国版本图书馆 CIP 数据核字（2020）第 253905 号

肺癌早期筛查张力建观点

策划编辑：帅莎莎　　责任编辑：帅莎莎　程　寒　　责任校对：张吲哚　　责任出版：张志平

出　版　者	科学技术文献出版社	
地　　　址	北京市复兴路15号　　邮编　100038	
编　务　部	（010）58882938，58882087（传真）	
发　行　部	（010）58882868，58882870（传真）	
邮　购　部	（010）58882873	
官方网址	www.stdp.com.cn	
发　行　者	科学技术文献出版社发行　全国各地新华书店经销	
印　刷　者	北京虎彩文化传播有限公司	
版　　　次	2020 年 12 月第 1 版　2022 年 1 月第 2 次印刷	
开　　　本	710×1000　1/16	
字　　　数	78千	
印　　　张	9.5　彩插8面	
书　　　号	ISBN 978-7-5189-7499-3	
定　　　价	98.00元	

版权所有　违法必究

购买本社图书，凡字迹不清、缺页、倒页、脱页者，本社发行部负责调换

序
Preface

韩启德

欧洲文艺复兴后，以维萨利发表《人体构造》为标志，现代医学不断发展，特别是从19世纪末开始，随着科学技术成果大量应用于医学，现代医学发展日新月异，发生了根本性的变化。

在过去的一个世纪里，我国现代化进程加快，现代医学也急起直追。但由于启程晚，经济社会发展落后，在相当长的时期里，我国的现代医学远远落后于发达国家。记得20世纪50年代，我虽然生活在上海这个最发达的城市里，但是母亲做子宫切除术还要到全市最高级的医院才能完成；我患猩红热继发严重风湿性心包炎，只在最严重昏迷时用过一点青霉素。20世纪60—70年代，我从上海第一医学院毕业后到陕西农村基层工作，在很多时候还只能靠"一根针，一把草"治病。但是改革开放仅仅40多年，我国现代医学的发展水平已经接近发达国家。可以说，世界上所有先进的诊疗方法，中国的医师都能做，有的还做得更好。更为可喜的是，近年来我国医学界开始取得越来越多的原创性成果，在某些点上已经处于世界领先地位。中国医师已经不再盲从发达国家的疾病诊疗指南，而能根据我们自己的经验和发现，根据我国自己的实际情况制定临床标准和规范。我们越来越有自己的东西了。

要把我们"自己的东西"扩展开来，要获得越来越多"自己的东西"，就必须加强学术交流。我们一直非常重视与国外的学术交流，第一时间掌握国外学术动向，越来越多地参与国际学术会议，有了"自己的东西"也总是要在国外著名刊物去发表。但与此同时，我们更需要重视国内的学术交流，第一时间把自己的创新成果和可贵的经验传播给国内同行，不仅为加强学术互动，促进学术发展，更为学术成果的推广和应用，推动我国医学事业发展。

我国医学发展很不平衡，经济发达地区与落后地区之间差别巨大，先进医疗技术往往只有在大城市、大医院才能开展。在这种情况下，更需要采取有效方式，把现代医学的最新进展以及我国自己的研究成果和先进经验广泛传播开去。

基于以上考虑，科学技术文献出版社精心策划出版《中国医学临床百家》丛书。每本书涵盖一种或一类疾病，由该疾病领域领军专家撰写，重点介绍学术发展历史和最新研究进展，并提供具体临床实践指导。临床疾病上千种，丛书拟以每年百种以上规模持续出版，高时效性地整体展示我国临床研究和实践的最高水平，不能不说是一个重大和艰难的任务。

我浏览了丛书中已经完稿的几本书，感觉都写得很好，既全面阐述了有关疾病的基本知识及其来龙去脉，又介绍了疾病的最新进展，包括笔者本人及其团队的创新性观点和临床经验，学风严谨，内容深入浅出。相信每一本都保持这样质量的书定会受到医学界的欢迎，成为我国又一项成功的优秀出版工程。

《中国医学临床百家》丛书出版工程的启动，是我国现代医学百年进步的标志，也必将对我国临床医学发展起到积极的推动作用。衷心希望《中国医学临床百家》丛书的出版取得圆满成功！

是为序。

作者简介
Author introduction

张力建

北京大学肿瘤医院主任医师，二级教授，博士，博士研究生导师。本科毕业于首都医科大学医学系，2001年9月—2005年12月在英国卡迪夫大学医学院外科攻读医学博士学位，2006年2月获该校临床医学博士学位，被英国文化委员会提名为优秀海外留学生。曾先后在英国威尔士大学医学院、伦敦圣玛丽医学院做外科访问学者。

曾兼任北京大学肿瘤医院医务处处长，参与创立了北京大学肿瘤医院，是北京大学肿瘤医院胸外科的创建者。曾任中国医师协会胸外科医师分会第一、第二届常务委员，中国抗癌协会肺癌专业委员会委员，中国抗癌协会食管癌专业委员会委员，北京市胸心血管外科学会第四届常务委员，北京医学会胸外科学分会第一届副主任委员，北京医师协会第四届理事会理事。现兼任首都医科大学肺癌诊疗中心副主任，清华大学长庚医院胸外科特聘专家。

现任国家科技奖评审专家，军队科技进步奖评审专家，

中国医学临床百家

中华医学科技奖评审专家，国家外国专家局重点引智项目、国家自然科学基金、863项目评审专家，全国卫生产业企业管理协会常务理事长，中国医药教育协会专家委员会委员，中关村医学工程转化中心特聘专家。北京医创肿瘤防治研究基金会副理事长，《中国肺癌杂志》高级编委，《中华医学杂志》《中华外科杂志》《中国结核和呼吸病杂志》特邀编委，《医师报》首席医学顾问。英国肿瘤外科学会会员，英国卡迪夫大学医学院高级荣誉教授、外科临床肿瘤研究室客座研究员。在40多年的临床实践中，主刀完成了上万例胸外科手术，积累了丰富的临床经验，尤其在以外科手术为主的肺癌、食管癌及纵隔肿瘤的综合治疗方面具有较深的造诣。胸外科知名专家，培养博士后1名，博士3名，硕士4名，学科带头人1名。多次作为答辩委员会主席主持北京协和医学院肿瘤胸外科博士研究生的毕业答辩。主持国家级电视卫星继续教育及北京市科学技术委员会肿瘤血管生成等重点课题的研究。

发表论文近百篇，其中SCI论文近30篇。主编出版医学专著6部。作为课题负责人主持863项目1项，"十一五"科技攻关项目1项。获得3项国家发明专利。

石 琦

医学博士，博士毕业于北京大学临床肿瘤学院，现就职于首都医科大学附属北京世纪坛医院，入选"学科骨干后备人才"。

研究生期间研究方向主要是肺癌、食管癌等胸部肿瘤，以第一作者的身份在 *Cancer Letters*、*Thoracic Cancer* 发表 SCI 论文 2 篇，以参与作者的身份在 *Cancer Science*、*Journal of Cancer Research and Therapeutics*、*Oncotarget* 发表 SCI 论文 3 篇，并参与 2 项国家自然科学基金，1 项院内研究。研究生期间曾担任院研究生党支部书记、院研究生会主席，并荣获北京大学优秀党员、北京大学三好学生、北京大学优秀学生干部。在北京大学医学部暑期社会实践中荣获北京大学优秀领队、北京大学优秀个人等称号，在校期间获北京大学特等（精勤厚道）奖学金、北京大学一等（进知德善）奖学金、北京大学优秀奖学金等。

前 言
Foreword

肺癌是全球因肿瘤死亡的首要死因，也是我国最常见、死亡率最高的肿瘤。据统计，全球每年死于肺癌的患者大约 160 万，而我国每年接近 70 万。导致死亡率居高不下的主要原因在于罹患肺癌前期患者无较明显的临床症状，常被忽略，而发现时已处于晚期。根据美国 1990—2015 年 25 年的抗击肿瘤行动总结，有效控制肺癌最重要的方法有两点：①控制吸烟；②早筛、早治。此方法将美国男性肺癌死亡率降低了 43%，故肺癌筛查是改善肺癌患者生存时间、降低死亡率、减轻社会负担的关键。目前，针对肺癌的筛查包括很多种方法，其中最为重要的方法即低剂量螺旋 CT（low-dose computed tomography，LDCT）和部分实验室相关检查。本文以肺癌早期筛查作为中心，着重陈述肺癌早期筛查最新观点。

由于 LDCT 作为肺癌的早期筛查方法越来越被人们理解和接受，大量的早期肺癌患者被早期检出并得到及时的治疗，降低了约 20% 的肺癌死亡率，同时实践证明，早期筛查使肺癌的 5 年生存率也得到了大幅度提高。肺癌的 5 年生存率已从 20 世纪 60 年代的 6% 左右，升至 20 世纪末的 14%，随着早诊、早治的普及和治疗技术的更迭，目前的 5 年生存率已经达到 21% 左右。在此过程中，禁烟、筛查、新疗法、新技术及新药的不断推出均功不可没。特别是肺癌的筛查，从开始的徒劳无益，到目前的突飞猛进，LDCT 的筛查推广使肺癌的早诊、早治成为可能，特别是一些新概念、新理论的产生为我们迎来了革命性的新局面。

作为有 40 多年临床肿瘤治疗经验的专科医师体会颇深，就住院患者的情况来看，既往住院患者中 80% 以上都处于中晚期，并且门诊 1/4 的肺癌患者因为诊断时病情已属晚期而丧失手术治疗的机会。但是现今，住院患者 80% 都处于中早期，都有希望经过手术治疗获得治愈。说明肺癌的治疗迈上了新的台阶，肺癌的筛查取得了很大的成功。

虽然对肺癌的筛查仍然存在一些争议，包括开始时对肺癌筛查的意义和性价比有过很多微词。例如，癌症的筛查是否有意义？射线给接受筛查的人群会带来怎样的危害？使用射线筛查造成的危害是否大于早期肺癌的发现和诊断，带来的社会效益和经济效益是否能够令人满意等。

实践是检验真理的标准，随着时间的推移和科技水平的发展，肺癌筛查中所遇到的种种问题逐渐得到解决，但是正如科学发展的行进中，还会存在这样那样的问题。例如，高危人群的设定是否会有修改的可能？是否要包括生活在雾霾严重地区的人群，雾霾严重地区如何界定？发现肺部有微小病变后应该如何处理，有无标准？目前，对于微小病灶，首发首诊，医师大多按炎症处理观察，那么如何选择使用抗生素，一般首选哪种抗生素？CT追踪复查的间隔标准应该如何选择？手术的时机应该如何掌握？患者发现肺部有磨玻璃结节后，应该如何向患者解释，如何帮助患者解除焦虑感等。

在肺癌筛查被肯定和广泛应用于临床的今天，本着实事求是的科学态度，我们应该不断回顾和总结肺癌早期诊断、早期治疗的经验，继续不断研究争取在肺癌的治疗研究领域取得更大的成果，造福患者，为国家的大健康发展战略增砖添瓦。本书主要的参考指南及共识除源自个人的临床经验外，以下面三个重要文献为参考依据。

（1）美国国立综合癌症网络（National Comprehensive

Cancer Network, NCCN) 2020 年发布的肺癌筛查指南。其要点：①具体描述肺癌发生的高危因素；②推荐具有高危因素的患者进行选择性肺癌筛查；③对于发现肺部结节或病灶患者，提供其首次发现及序贯随访的相关评估和随访指南；④描述胸部 LDCT 在肺癌筛查中的具体规范和影像要求；⑤描述 LDCT 筛查的优势和风险。

（2）美国预防服务工作组（United States Preventive Services Task Force, USPSTF) 2015 年重新修订的肺癌筛查指南。其要点：肺癌治疗结果非常依赖诊断时的分期。非小细胞肺癌ⅠA 期 5 年生存率为 71% ~ 90%，ⅠB 期 5 年生存率为 42% ~ 75%，Ⅳ期患者 5 年生存率则低于 10%。既往只有 15% 的患者诊断时为Ⅰ期，曾经的大型临床试验不支持胸部 X 线片和痰细胞学作为筛查。LDCT 是一项非常有意义的筛查方法，其筛查出诊断为肺癌的患者中 55% ~ 85% 为Ⅰ期。建议对于吸烟 30 包 - 年（吸烟指数大于 400），当前仍吸烟或戒烟不超过 15 年的无症状 55 ~ 80 岁成人每年接受 1 次 LDCT 筛查。

（3）肺癌筛查与管理中国专家共识（《国际呼吸杂志》

2019 年 11 月第 39 卷第 21 期）。其要点：国家癌症中心发表的最新中国恶性肿瘤流行情况报告指出，我国肺癌发病率居恶性肿瘤首位（57.26/10 万），年新发肺癌病例约为 78.7 万例，超过第二位胃癌（40.3 万例）发病率近 1 倍；且无论男女，病死率也居恶性肿瘤之首，5 年生存率仅为 19.7%。为改善这一现状，先后制定了《肺结节评估：亚洲临床实践指南》和《肺部结节诊治中国专家共识》。2018 年又进行了更新，并细化了肺结节分类，定义了我国肺癌高危人群，同时为提高肺癌的早诊水平和改善患者预后，推荐应用 LDCT 进行筛查。指出提高肺癌生存率最有效的方法是二级预防，即早发现、早诊断和早治疗。

肺癌筛查是早期发现肺癌和癌前病变的重要途径。在众多无症状的人群中发现癌前或早期肺癌患者，并给予精准防治，是提高肺癌治疗率的关键。它必将越来越引起人们的高度重视。我们乐见此方法成为防治肺癌的常规防治方案。

我在一次出席国际会议时，结识了石琦博士，经过交谈相识。石琦博士知识面广，具有年轻人的锐意进取、善于钻研的精神。所以，我在编写这部书时选择了她作为合作伙伴。在查找资料，文字编纂方面起到了重要作用。在此，对她付出的劳动和辛苦表示感谢。

张力建

2020 年 10 月

目 录
Contents

肺癌早期筛查概述

疾病筛查是通过特定的检查方法，如超声检查、CT 检查、实验室检查等，针对特定人群检查其可能患有的某种疾病，或者是患有某种疾病的风险性。目前，随着科学仪器和检验技术越来越先进，临床诊疗技术越来越成熟，筛查越来越被广泛应用，而且在临床疾病的防治中优势越来越明显，在有些疾病的防治中已经形成了常规。在癌症的诊断、治疗领域显得更为突出。现在让我们就某些问题进行一下深入的讨论，以及提供一些我们的临床经验。

肺癌是癌症致死率之首的恶性肿瘤。20 世纪初，随着工业革命的蓬勃发展，烟草得以被大规模生产及普及，肺癌逐渐浮出水面，而且伴随着烟草的泛滥，肺癌逐渐成了令人类头痛的一个恶疾。20 世纪 80 年代，世界卫生组织（World Health Organization，WHO）的官员预言，肺癌和艾滋病是 21 世纪人类面临的两大顽疾。美国 1990 年开始的全民防控肿瘤的 25 年计划证明，防治肺癌的最有效的方法集中为两点：一是控烟，二是筛查。控烟使男性肺癌患者下降了 43%，筛查挽救了 20% 的肺癌患者的生命。

控制吸烟，目前全社会已经基本达成共识，越来越多的国家规定，在公共场所吸烟属于违法行为，各个国家相继出台了相关控烟法律法规，其成效已经有目共睹。肺癌的早期筛查经过数十年的探索和争论，随着科学技术的进展，虽然逐渐形成共识，但是仍然存在着争论。很有必要将肺癌筛查作为肺癌防治的一个重要环节进行深入科学的分析讨论。

针对这个问题，几代医务工作者经过了不懈的努力，如今已经取得了长足的进展，对肺癌的认识和诊断、治疗已经与过去不能同日而语。然而，肺癌早期筛查方法是否得当，如何在临床工作中正确运用现代科技手段进行肺癌的早期筛查一直存在着一些意见和争论。

（1）肺癌的筛查是否有实际意义？

如何能够在肺癌早期，也就是在肺癌刚刚开始形成，病理上的原位癌或是微小浸润癌的时候就被发现，为手术切除争取时间，为早期切除达到治愈的效果。这个目标最终历经了数十年的努力，近年才初步得以实现。这要归功于早期肺癌筛查的成功。

肺癌的早期筛查开始形成于 20 世纪 50 年代。但是由于科技水平的限制，历经数十年的研究探索一直没有实质性的突破，医学界对开展早期肺癌的筛查是持不确定的态度，由于没有找到有效的肺癌早期筛查的手段，以至于临床上发现的肺癌近 3/4 的患者都已处于晚期阶段，而丧失了手术切除的机会。至此，肺癌的 5 年治愈率一般只有 6%～7%，使肺癌的治疗给临床医师带来很大的挫折感。

人类在与自然的斗争中总是百折不挠，随着科技的发展，医疗技术水平的提高，肺癌筛查早期发现肿瘤由不可能变成了可能，越来越多的外科医师和医疗单位将其作为肺癌治疗的常规。这不能不说是肺癌治疗的一个飞跃，它使许多肺癌患者在疾病处于临床早期阶段得以行外科手术切除，达到治愈的目的。实践证明，通过 LDCT 筛查出的早期肺癌，经手术切除，10 年治愈率可以达到 92%，这是十分了不起的成果。2020 年肺癌的 5 年生存率达到了 19%，美国公布的数字是 21%。

（2）如何正确使用放射影像学进行肺癌的早期筛查？

众所周知，胸部 X 线检查对于肺部疾病是一项十分重要的诊断手段。历经百年，在肺部感染、肺炎、肺结核、职业性尘肺等疾病的诊断方面曾经发挥了十分重要乃至决定性的作用。既往广大肺癌临床医师一直探索使用胸部 X 线检查进行肺癌的早期筛查，但是由于方法的局限性没有得到满意的结果。

随着 CT 扫描的出现，精准的影像和定位给肺癌的早期发现带来了曙光。随着 CT 技术的进展超薄扫描已经可以薄到

1 mm，但是随之而来的问题又出现了。由于 CT 扫描技术复杂、价格相对昂贵，而且由于其放射剂量比较高，会给人体带来一定的放射线损害。所以，对正常人群进行常规 CT 的肺癌筛查不可接受。LDCT 扫描可以解决这个问题，常规 CT 人体约要接受 15 mSv 放射剂量辐射。LDCT 只需 3 mSv，也就是说，人体 1 年接受 3 次 LDCT 检查都是可以接受的。虽然其精度逊于常规 CT，但是对于肺癌的临床筛查足够。它能够发现十分微小的肺部变化，往往在肺泡细胞刚刚发生变化，也就是刚刚出现病理性增生，或是刚刚处在原位癌及微浸润的时段就能够被发现。这个征象往往被描述为肺部磨玻璃改变，磨玻璃结节。要特别解释一下，随着 CT 技术的进展，超薄扫描已经可以薄到 1 mm，以往临床上实性病灶为最常见病灶，其次为亚实性结节。而亚实性结节可进一步分为非实性结节（nonsolid nodules），也称之为磨玻璃病灶（ground-glass opacities，GGOs）或磨玻璃结节（ground-glass nodules，GGNs）；部分实性结节（partsolid nodules），也称为混杂结节（mixed nodules），同时具有实性和磨玻璃的成分结节，根据病灶发现的时机和发现时的具体情况，医师凭临床经验可以判断是否为早期肺癌，决定是否需要手术切除。如果临床首诊发现有磨玻璃样改变，首先应该给予抗感染药物，因为临床上肺部首次出现磨玻璃样改变，大部分属于良性，占 90% 以上。所谓磨玻璃样改变是伴随薄层 CT 扫描而广泛应用于临床的影像学概念，其实就是肺部出现了一些渗出性改变，好像是在玻璃上哈了一口气，形成一小片雾状改变。正常肺部充满了空气，在 X 线穿过时表现是黑色的，当有些水分渗出相对阻滞了一些射线的通过，造成局部透明度的改变，就形成了所谓磨玻璃样改变。这次出现的新型冠状病毒肺炎，肺部表现开始是出现小面积渗出性磨玻璃样改变，后来迅速大面积播散，造成所谓白肺，很快会引起呼吸衰竭。当然在没有新型冠状病毒肺炎的情况下，临床上大部分是因为普通炎性渗出造成。在肺组织出现的非典型增生或早期原位癌和微小浸润癌也可以有这种改变。一般临床医师在按炎症处理的同时会追踪观察，如果在随后的观察中发现病变增大，并有实性结构出现，即所谓的磨玻璃样结节，那就要警惕了，恐怕就到该手术的时候了。不过很多小的磨玻璃样改变会长期存在，此前我们追踪随访的患者有超过 10 年的，如果它是肿瘤性改变，则属于一种惰性肿瘤。有文献报道，其中有 12% 左右的惰性肿瘤甚至一生都不会给患者带来损害。有些学者提出建议，如果发现患者肺部出现稳定的磨玻璃结节，临床进展缓慢，那要分析患者的家族寿命遗传史。如果患者父母寿命都达到八九十岁，推算患者会有长寿基因，那么可以行手术，因为病变进展到患者八九十岁，就没有手术的机会了，患者八九十岁身体很难耐受手术的创伤。同样如此，如果患者有复杂的慢性病，并且能承受手术打击的前提下，手术机会也不应拖延。仁者见仁，智者见智，这需要医者的经验和患者的决心。

（3）筛查针对的人群如何划分？

如果针对健康人群进行 CT 筛查，实践中的结论是弊大于利。目前的共识认为，将人群分成肺癌的高危人群和低危人群，高危人群包括：①年龄 50 岁以上；②既往有慢性肺部疾病史；③吸烟每天 20 支，并且有 20 年以上的吸烟史；④家族直系亲属有患癌症病史，尤其是肺癌；⑤ 75 岁以下（NCCN 2020 年肺癌筛查指南建议 77 岁）。对于这些高危人群，原则上是应该每年做 1 次 LDCT 筛查。如果临床首诊发现有磨玻璃样改变，首先应该给予抗感染药物，因为临床上肺部首次出现磨玻璃样改变，大部分属于良性，占 90% 以上。但是，如果患者年龄大于 70 岁，临床经验告诉我们其磨玻璃结节 90% 考虑为恶性。

为什么高危人群的年龄要设在 50 岁以上或 55 岁以上？我们知道，癌症本身属于老年性疾病，这与它的病因相联系。大部分癌症患者是由于长期的不良的生活习惯造成的，吸烟一两年问题不大，一旦持续吸烟指数大于 400，那就有问题了，就变成了高危人群。慢性呼吸系统疾病的长期病患也是同样道理。75 岁，是胸外科手术的红线，因为年龄到 75 岁，心肺功能均会减弱，较难耐受胸外科手术的打击，手术极容易出现严重并发症。肺癌的早期筛查，就是为了能够早期发现，早期手术，如果耐受不了手术打击，筛查就失去了意义。

美国预防医学工作组近期筛查指南建议，年龄可放宽到80岁。对于这一点我是赞成的，在临床上遇到过不少高龄患者其 CT 追踪显示，病灶一直在变化，在高度怀疑是肿瘤性改变后，行穿刺活检证实是早期肿瘤后，根据病理行非手术治疗，服用靶向药物或精准放疗及射频消融，也取得了令患者满意的治疗效果。

（4）如何理解血清肿瘤标志物和基因检测在肺癌筛查中的作用？

血清肿瘤标志物的检查，在临床上已经应用多年，但是至今为止，还没有一个对肺癌早期筛查能像 LDCT 那样靠谱，不过有时也可以作为肺癌早诊非常重要的综合性诊断参考。特别要提出的是，外周血循环肿瘤细胞（circulating tumor cell，CTC）的检查对早期肿瘤的诊断具有非常重要的价值。最近的文献报告，CTC 检查的阳性结果要早于肿瘤临床出现 10 个月。本人的经验是，在观察肿瘤标志物异常的情况下，鉴于其片面性，一般是要观察肺癌有关的一组检查数据，如果单一升高，而且只是高一点点，其实不用太在意，一般过 1 个月左右复查，如果持续升高，而且是成倍数增高，那就要重视了，结合 CT 结果综合考虑。如果一组血清肿瘤标志物其中 3 个以上一同增高，那也要给予注意。本人有一个实际病例，患者术后 4 ～ 5 年，出现多发脑转移，经过放疗和靶向治疗病情稳定，脑部病灶瘢痕化。3 年后，出现肿瘤标志物持续升高，PET/CT 检查没有发现新的活动性病灶。后来建议做 CTC 检查，发现数值异常升高，由于患者肾功能差，行免疫细胞治疗，很快各项化验检测指标全部回归正常，目前患者病情稳定。这预示疾病可在临床前发现，并且可由免疫细胞治疗控制住。

（5）怎样认识和处理肺癌筛查中所提供给我们的数据？

这个问题比较重要，其含金量非常高，既凝聚了大量现代高科技，也考验一个临床医师的诊疗水平。众所周知，医学是一个实践性很强的科学，医师是不能仅靠教科书来为患者看病，临床实践经验非常重要。肺癌的早期筛查，从看阅 CT 片到问诊，再到查看患者的化验检测结果，进行综合分析这一系列相关联的结果都是不可缺少的。当然，CT 结果尤为重要，它能将可疑病变的断层影像超薄到 1～2 mm，所以 LDCT 是肺癌筛查的重要手段。病变形态大小和实质改变的观察十分重要，磨玻璃样改变、磨玻璃结节、实性结节等都是目前临床上常见的 CT 报告术语，也是临床医师分析病情、决定治疗方案的重要依据。与 2013 年美国胸科医师学会（American College of Chest Physicians，ACCP）发布的指南相比，2020 版 NCCN 肺癌筛查指南在实性体病灶的随访策略上描述更为细致。ACCP 的指南推荐，主要将实性结节的大小分为＜ 4 mm、4～6 mm、6～8 mm 及＞ 8 mm，根据大小的不同对患者进一步诊疗。NCCN 指南对于＞ 8 mm

的病灶，以及不同类型的结节在随访过程中的不同情况进行了分类描述，更具有临床指导意义。对于亚实性结节，本版指南对病灶大小和实性成分大小均进行了规定和描述，较 ACCP 指南更为精细，在临床工作中更具有实际操作性。

从 2020 版 NCCN 指南中肺癌早期筛查的推荐建议来看，由于肺癌病理发生疾病谱的不同，对于非实性结节（纯磨玻璃结节）的处理更偏向于随访，而非进一步的手术干预。ACCP 指南没有给出对于非实性结节的具体随访策略，只是建议 < 5 mm 的纯磨玻璃结节无须进一步随访。NCCN 指南将随访的阈值定为 2 cm，主要依据是随访过程中不消散或者增大的非实性结节手术后病理大多为原位腺癌和微浸润腺癌，如完整切除后，此两类情况的患者 5 年生存率几乎为 100%。

名词解释

美国国立综合癌症网络每年发布的各种恶性肿瘤临床实践指南，得到了全球临床医师的认可和遵循。NCCN 作为美国 21 家顶尖肿瘤中心组成的非营利性学术组织，其宗旨是为在全球范围内提高肿瘤服务水平，造福肿瘤患者。《NCCN 肿瘤学临床实践指南》不仅是美国肿瘤领域临床决策的标准，也已成为全球肿瘤临床实践中应用最为广泛的指南，在中国也得到了广大肿瘤医师的认可与青睐。由于存在患者特点、医疗水平与体制等方面的差异，在中国直接应用该指南仍存在一定困难。鉴于此，NCCN

与中国肿瘤专家进行了密切的合作，2006年开始制定符合中国人群的NCCN指南中国版。NCCN指南（中国版）每年10月前后，由中国临床肿瘤学会（Chinese Society of Clinical Oncology，CSCO）专家组参考国际NCCN指南，结合中国的肿瘤综合治疗的特点，制定和公布符合中国患者的临床实践指南。

美国预防服务工作组，由非联邦预防与证据医学专家志愿者组成，包括临床医师、方法学和健康行为专家。美国医疗保健研究与质量局（The Agency for Healthcare Research and Quality，AHRQ），其前身是医疗政策与研究机构，使命是支持全美医疗有关改善质量、安全、效率和有效性的研究。通过对研究的赞助、引导和传播，帮助人们更多地知情、决策并且改善医疗服务品质，作为其兄弟部门，国家健康研究院在生物医学研究任务方面的补充提供赞助。工作组成员每次会议前要向AHRQ提供利益关系声明，是否与讨论主题存在潜在的经济、职业、知识方面的利益冲突。定期发布有关健康与疾病关系的防治指南，更新指导疾病的治疗与防护。

肺癌的"全球化"与"个体化"

医学界的杂志 *A Cancer Journal for Clinicians*（*CA Cancer J Clin*），其影响因子高达 244.585，2018 年 9 月 12 日发表的 Global cancer statistics 2018：GLOBOCAN estimates of incidence and mortality worldwide for 36 cancers in 185 countries 中关于 2018 年的全球肿瘤统计分析结果得出：全球肿瘤发病率和致死率第一位仍是肺癌，堪称肿瘤之王（图 1）。

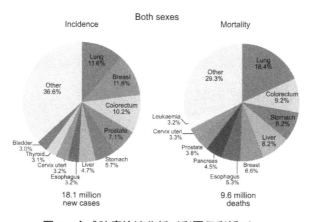

图 1　全球肿瘤统计分析（彩图见彩插 1）

1. 肺癌的流行病学现状及筛查的意义

在全球范围内，肺癌是最常见的恶性肿瘤，而且是肿瘤导致死亡的最常见原因第一位。2018 年全球数据显示，肺癌新发病例 2 093 876 例（占恶性肿瘤新发病例的 11.6%）；因肺癌死亡的病例有 1 761 007 例（占恶性肿瘤相关死亡的 18.4%）（图 2），根据 *JAMA Oncology* 最近的报道显示，2007—2017 年肺癌引发的死亡一直位于肿瘤引发死亡的第一位（图 3）。随着我国工业化进程的迅速发展，大气污染严重，烟草需求量不断增加，无论男性或女性，无论城市或乡村，肺癌逐渐成为我国恶性肿瘤中位居发病率和死亡率首位的肿瘤，根据最新的数据公布，男性肺癌引发的死亡占肿瘤引发死亡的 29.28%，女性占 22.90%，均位居肿瘤引发死亡的第一位。中国疾病预防控制中心的数据显示，预计在 2025 年，我国每年新发肺癌患者可达 100 万例。总体而言，肺癌 5 年生存率仅有 19% 左右，其中很重要的原因在于肺癌患者初诊时分期较晚，诊断延迟，很大一部分患者因为出现了持续性咳嗽、胸部疼痛或体重减轻等较重的临床表现才就医，此时大部分患者已处于肺癌中晚期，导致仅有 25% 左右的患者可以行手术治疗，大部分肺癌患者丧失治疗机会，继而导致肺癌的死亡率明显提高。早期发现肺癌能为患者提供更多的治疗机会，将肺癌扼杀在萌芽阶段，是延长患者生存期、降低死亡率、提高患者生存质量、缓解部分医疗经济负担的重要途径，那么，如何高效进行筛查成为目前研究热点。

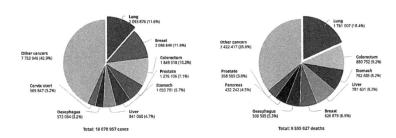

图2 2018年肺癌的发病率及死亡率（彩图见彩插2）

来源：BRAY F，FERLAY J，SOERJOMATARAM I，et al. Global cancer statistics 2018：GLOBOCAN estimates of incidence and mortality worldwide for 36 cancers in 185 countries. CA Cancer J Clin，2018，68（6）：394-424.

Rank	Cancer 2007	Cancer 2017	Rank	Change in Absolute YLLs, % (UI)	Change in Age-Standardized YLL Rate, % (UI)
1	Tracheal, bronchus, and lung cancer	Tracheal, bronchus, and lung cancer	1	24.8 (21.7 to 27.6)	-4.1 (-6.5 to -2.0)
2	Stomach cancer	Liver cancer	2	21.2 (17.0 to 27.4)	-4.6 (-8.0 to 0.1)
3	Liver cancer	Stomach cancer	3	4.8 (2.4 to 7.4)	-18.6 (-20.5 to -16.6)
4	Colon and rectum cancer	Colon and rectum cancer	4	23.8 (19.2 to 27.6)	-4.5 (-8.0 to -1.7)
5	Breast cancer	Breast cancer	5	23.9 (17.3 to 28.7)	-1.7 (-6.8 to 2 1)
6	Esophageal cancer	Esophageal cancer	6	8.9 (5.8 to 12.2)	-16.2 (-18.6 to -13.7)
7	Brain and nervous system cancer	Pancreatic cancer	7	35.8 (32.5 to 38.6)	4.0 (1.5 to 6.1)
8	Cervical cancer	Brain and nervous system cancer	8	18.4 (11.9 to 24.6)	0 (-5.6 to 5.3)
9	Pancreatic cancer	Cervical cancer	9	15.1 (9.4 to 19.1)	-7.2 (-11.8 to -3.0)
10	Non-Hodgkin lymphoma	Non-Hodgkin lymphoma	10	22.1 (15.6 to 26.9)	0.2 (-5.2 to 4.3)
11	Other leukemia	Prostate cancer	11	28.3 (24.9 to 34.5)	-3.6 (-6.2 to 1.2)
12	Prostate cancer	Other leukemia	12	30.5 (23.8 to 36.4)	3.0 (-2.3 to 7.6)
13	Lip and oral cavity cancer	Other leukemia	13	-8.1 (-14.6 to -1.8)	-20.8 (-26.5 to -15.4)
14	Ovarian cancer	Ovarian cancer	14	29.1 (24.8 to 33.1)	1.1 (-2.2 to 4.2)
15	Gallbladder and biliary tract cancer	Gallbladder and biliary tract cancer	15	21.8 (17.8 to 26.3)	-6.8 (-9.9 to -3.5)
16	Acute myeloid leukemia	Bladder cancer	16	22.6 (19.9 to 25.3)	-5.9 (-8.9 to -4.8)
17	Bladder cancer	Other pharynx cancer	17	36.0 (25.4 to 44.2)	6.5 (-1.7 to 12.8)
18	Larynx cancer	Acute myeloid leukemia	18	16.2 (4.4 to 24.6)	-1.4 (-11.3 to 5.8)
19	Kidney cancer	Larynx cancer	19	17.3 (13.9 to 20.9)	-9.1 (-11.7 to -6.4)
20	Acute lymphoid leukemia	Kidney cancer	20	23.1 (18.5 to 27.3)	-3.3 (-6.9 to 0)
21	Other pharynx cancer	Acute lymphoid leukemia	21	5.3 (-8.6 to 15.4)	-4.7 (-17.6 to 4.7)
22	Nasopharynx cancer	Multiple myeloma	22	30.4 (25.6 to 34.4)	0.3 (-3.3 to 3.4)
23	Multiple myeloma	Nasopharynx cancer	23	18.3 (13.9 to 23 1)	-5.0 (-8.5 to -1.3)
24	Uterine cancer	Uterine cancer	24	14.8 (11.6 to 19.0)	-11.2 (-13.7 to -8.0)
25	Hodgkin lymphoma	Malignant skin melanoma	25	16.1 (12.7 to 20.0)	-7.2 (-9.8 to -3.8)
26	Malignant skin melanoma	Hodgkin lymphoma	26	-5.2 (-8.6 to -1.8)	-17.1 (-20.1 to -13.9)
27	Nonmelanoma skin cancer	Nonmelanoma skin cancer	27	30.0 (26.2 to 32.7)	0.5 (-2.3 to 2.6)
28	Thyroid cancer	Thyroid cancer	28	22.1 (16.7 to 28.0)	-2.3 (-6.6 to 2.4)
29	Chronic myeloid leukemia	Mesothelioma	29	21.0 (13.8 to 27.3)	-5.4 (-10.8 to -0.8)
30	Mesothelioma	Chronic myeloid leukemia	30	-1.7 (-5.2 to 1.5)	-19.7 (-22.4 to -17.1)
31	Chronic lymphoid leukemia	Chronic lymphoid leukemia	31	18.3 (14.2 to 22.4)	-9.2 (-13.9 to -6.1)
32	Testicular cancer	Testicular cancer	32	0.9 (-3.3 to 6.3)	-10.8 (-14.5 to -6.1)

图3 对比2007年与2017年统计出的因肿瘤死亡的排名（彩图见彩插3）

来源：Global Burden of Disease Cancer Collaboration，FITZMAURICE C，ABATE D，et al. Global, regional, and national cancer incidence, mortality, years of life lost, years lived with disability, and disability-adjusted life-years for 29 cancer groups, 1990 to 2017：a systematic analysis for the global burden of disease study. JAMA Oncol, 2019，5（12）：1749-1768.

目前，在宫颈癌、结肠癌等实体肿瘤中通过早期筛查来降低死亡率，已经取得了有意义的经验。临床医疗共识指出，肺癌的筛查同样也是非常重要的。对临床筛查要求是应具备高特异性和高敏感性，目的在于对患者不引起明显伤害的情况下高效的检测疾病。筛查应有效提高预期寿命和患者生活质量，从而降低肺癌死亡率，同时防止不必要的检查，无疾病人群不应该接受因检查带来不必要的风险，同时降低筛查成本，减轻医疗保健相关经济负担。总之，筛查手段应具备的特点是高敏感性和特异性、改善生存、低风险、易获取、可重复、高成本效益。

根据同济大学附属肺科医院胸外科姜格宁教授的总结统计图表，我们可以从图表中了解到，目前肺癌在我国临床治疗中的一些大概情况（图4～图7）。姜格宁教授目前在国内是公认的肺癌治疗方面的权威之一。

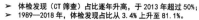

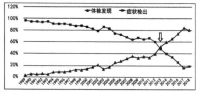

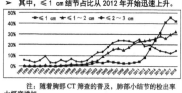

图4　体检发现肺癌的比例（彩图见彩插4）　　图5　小结节占比（彩图见彩插5）
　　来源：姜格宁教授PPT。　　　　　　　　　　　　来源：姜格宁教授PPT。

➤ 总体男性共 30,463 例,女性 27,320 例;
➤ 女性占比增长速度较快,并于 2015 年首次超过男性;
➤ 男性占比从 81.3%(1989 年)下降至 40.0%(2018 年)。

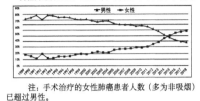

注:手术治疗的女性肺癌患者人数(多为非吸烟)已超过男性。

图 6 性别占比(彩图见彩插 6)
来源:姜格宁教授 PPT。

➤ 手术治疗肺癌共 57,783 例,NSCLC 56,962 例,SCLC 821 例;
➤ 三个时间阶段:1989—1998 年肺癌手术量平稳波动,1999—2008 年肺癌手术量略有提高,2009—2018 年手术量大幅提高。

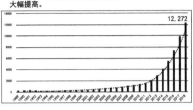

图 7 肺癌手术量变化(彩图见彩插 7)
来源:姜格宁教授 PPT。

对于战斗在肺癌医疗战线上的工作者,不断温习更新肺癌基本理论和基础概念是十分重要的,尤其是目前科技发展日新月异,肺癌的病理分类就有 10 年一更新的预期。所以,我们有必要复习肺癌的最新病理分类,以利于我们对其进行认真详细地讨论而尽量不落后于科技进展。

2. 肺癌的病理分类与分期

(1)肺癌的病理分类

根据肺癌的生物学特性、治疗、病理特征及预后,WHO 将肺癌主要分为两种类型:非小细胞肺癌(non-small cell lung cancer,NSCLC)和小细胞肺癌(small cell lung cancer,SCLC),除上述两大分类外还包括一些不常见的肺癌类型,如类癌、腺样囊性癌、错构瘤、淋巴瘤和肉瘤等。

NSCLC（占 80% 左右）分为两大类：①非鳞状细胞癌（non-squamous cell carcinoma）包括肺腺癌、肺大细胞癌（large cell carcinoma，LCC）和其他亚型。肺腺癌（lung adenocarcinoma）约占所有肺癌病例的 40%，女性多见，非吸烟者最常见的病理类型，这种癌症类型通常发生在肺的外部区域；LCC 占所有肺癌病例的 10% ～ 15%，通常具有肿瘤生长快速和预后不良的特点；②鳞状细胞癌（squamous-cell carcinoma，SCC）占所有肺癌病例的 25% ～ 30%，肺癌与吸烟密切相关，多见于中央型肺癌。

SCLC（约占所有肺癌的 15%）又称为燕麦细胞癌或小细胞未分化癌。这种癌症的特点为侵袭性生长，常快速播散到身体的其他部位，包括淋巴结、骨骼、大脑、肾上腺和肝脏等，预后较差，据统计，95% 的 SCLC 患者都有吸烟的习惯。

根据最新 2015 年 WHO 发布的肺、胸膜、胸腺和心脏肿瘤的分类（表 1），沿袭 1967 年和 1981 年对肿瘤的分类，1999 年对肺和胸膜肿瘤的分类，以及 2004 年对肺、胸膜、胸腺和心脏的分类。2015 版相较于 2004 版有较大的改动，10 年前，NSCLC 的不同亚型治疗方案无明显差异，所以在组织样本中很少区分腺癌和鳞癌。这种状况在证实某些药物只针对特殊病理类型的患者后发生了巨大改变。表皮生长因子受体（epidermal growth factor receptor，EGFR）酪氨酸激酶抑制剂和间变性淋巴细胞瘤激酶（anaplastic lymphoma kinase，ALK）抑制剂能靶向治疗晚期 EGFR 突变和 ALK 重排的肺癌患者，该发现不仅导致治疗策略的革命性改变，也改变了病理学家的临床实践。免疫组化一直以来都是判断病理结果非常必要的手段，另外，2015 年 WHO 分类中提及根据小组织活检和细胞学标本诊断肺癌可作为新标准。该指南非常重要，因为 2/3 患者发现时已经是晚期，他们的诊断依赖于小组织学活检和细胞学样本，而且期待将来小组织活检和细胞学样本可用于肺癌的诊断，这样不仅晚期患者，早期患者也能基于小样本而得到诊断。

表 1　2015 年 WHO 肺部肿瘤分类

组织学分型和亚型	ICDO 代码	组织学分型和亚型	ICDO 代码
上皮源性肿瘤		乳头状瘤	
腺癌	8140/3	鳞状细胞乳头状瘤	8052/0
胚胎型腺癌	8250/3	外生型	8052/0
腺泡型腺癌	8551/3	内翻型	8053/0
乳头型腺癌	8265/3	腺上皮乳头状瘤	8260/0
实性型腺癌	8230/3	混合性鳞状细胞及腺性乳头状瘤	8560/0
浸润性黏液腺癌	8253/3	腺瘤	
黏液/非黏液混合性腺癌	8254/3	硬化性肺泡细胞瘤	8832/0
胶样腺癌	8480/3	肺泡性腺瘤	8251/0
胎儿型腺癌	8333/3	乳头状腺瘤	8260/0
肠型腺癌	8144/3	黏液腺囊性瘤	8470/0
微浸润性腺癌		黏液性腺瘤	8480/0
非黏液性	8256/3d	间叶组织肿瘤	

续表

组织学分型和亚型	ICDO 代码	组织学分型和亚型	ICDO 代码
黏液性	8257/3	肺错构瘤	8992/0
浸润前病变		软骨瘤	9220/0
不典型腺瘤样增生	8250/0d	PEComatous 肿瘤	
原位腺癌		淋巴管肌瘤病	9174/1
非黏液性	8250/2	血管周上皮样细胞肿瘤，良性	8714/0
黏液性	8253/2	透明细胞瘤	8005/0
鳞状细胞癌	8070/3	血管周上皮样细胞肿瘤，恶性	8714/3
角化型鳞状细胞癌	8071/3	先天性支气管周围肌纤维母细胞瘤	8827/1
非角化型鳞状细胞癌	8072/3	弥漫性肺淋巴管瘤病	
基底样鳞状细胞癌	8083/3	炎症性肌纤维母细胞瘤	8825/1
浸润前病变		上皮样血管内皮瘤	9133/3
鳞状细胞原位癌	8070/2	胸膜肺母细胞瘤	8973/3
神经内分泌肿瘤		滑膜肉瘤	9040/3
小细胞肺癌	8041/3	肺动脉内膜肉瘤	9137/3
混合型小细胞癌	8045/3	EWSR1-CREB1 异位的肺黏液肉瘤	8842/3
大细胞神经内分泌癌	8013/3	肌上皮肿瘤	
混合型大细胞神经内分泌癌	8013/3	肌上皮瘤	8982/0
类癌		肌上皮癌	8982/3
典型类癌	8240/3	淋巴组织肿瘤	
不典型类癌	8249/3	结外边缘区 B 细胞性淋巴瘤（MALT 淋巴瘤）	9699/3
浸润前病变		弥漫性大细胞性淋巴瘤	9680/3
弥漫性特发性肺神经内分泌细胞增生	8040/0	淋巴瘤样肉芽肿病	9766/1

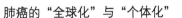

续表

组织学分型和亚型	ICDO 代码	组织学分型和亚型	ICDO 代码
大细胞癌	8012/3	血管内大 B 细胞淋巴瘤	9712/3
腺鳞癌	8560/3	肺朗格汉斯细胞组织细胞增生症	9751/1
肉瘤样癌		Erdheim-Chester 病	9750/1
多型细胞癌	8022/3	异位起源肿瘤	
梭形细胞癌	8032/3	生殖细胞肿瘤	
巨细胞癌	8031/3	成熟畸胎瘤	9080/0
肉瘤	8980/3	未成熟畸胎瘤	9080/1
肺母细胞瘤	8972/3	肺内胸腺瘤	8580/3
其他未分类类癌		黑色素瘤	8270/3
淋巴上皮样癌	8082/3	脑膜瘤，NOS	9530/0
NUT 癌	8023/3	转移瘤	
唾液腺型肿瘤			
黏液表皮样癌	8430/3		
腺样囊性癌	8200/3		
上皮 – 肌上皮癌	8562/3		
多形性腺瘤	8940/0		

来源：WHO 肺癌分型（2015）。

（2）肺癌的分期

癌症分期最常用方法之一被称为 TNM 系统，即 Tumor-Node-Metastasis 系统。其中 T 代表肿瘤本身的大小或侵犯范围，N 代表周围淋巴结侵犯或转移，M 代表远处转移，不难看出，该系统是依据肿瘤在体内的大小、位置和扩散评估疾病的严重性。

通常情况下，接收肺癌患者后，临床医师会根据影像学、病理学等方面综合判断患者的 TNM 各自的分数，根据 TNM 的不同组合，又将分为不同的四个期，即 I～IV 期。NSCLC 和 SCLC 都可以使用 TNM 分期系统，但是由于 SCLC 发现时通常是晚期，所以对于 SCLC 分期意义不如 NSCLC 明显，故理论上肺癌的 TNM 分期指的是 NSCLC 的分期，而对于 SCLC，医师通常使用美国退伍军人管理局肺部研究组系统（Veterans Administration Lung Study Group System）进行分期：①局限期：癌症仅位于一侧肺和身体同一侧的淋巴结区域；②进展期：癌症已蔓延至两肺和（或）身体其他部位。该系统是基于癌症位置进行定义和分级，大多数 SCLC 在广泛期被诊断出来。

对于肺癌早期和晚期的定义，虽然与患者的临床和病理分期密切相关，但某种程度上是根据肺癌是否可行手术治疗进行划分，对于可行手术治疗的早期肺癌患者，患者的某些因素影响患者的总生存期（overall survival，OS）、无疾病生存期（disease free survival，DFS）、局部复发情况等。淋巴结转移、胸膜侵犯、PET/CT SUV > 4.5、肿瘤坏死等是早期 NSCLC 术后复发的危险因素，同时，高龄、未接受辅助治疗和 pN1N2 是行根治切除 NSCLC 患者的不良预后因素，肿瘤突变负荷（tumor mutation burden，TMB）与完全切除 NSCLC 患者预后密切相关，TMB 高的患者预后较差。综上所述，NSCLC 患者术后局部复发的危险因素包括 PET/CT SUV > 4.5、胸膜侵犯、肿瘤直径 > 4 cm、淋巴结转移、肿瘤坏死、高龄、pN1N2、肿瘤内淋巴浸润、TMB值等。

国际抗癌联盟（Union for International Cancer Control，UICC）/ 美国癌症联合委员会（American Joint Committee on Cancer，AJCC）第 8 版的 TNM 分期标准（表 2 ~ 表 5）于 2017 年 1 月 1 日正式开始实施。该标准集合了全球 1999—2010 年来自 16 个国家、35 个数据库的 94 708 例患者数据。数据主要来自欧洲（49%）和亚洲（44%），经过严格商讨、审查而最终确定该标准。

表 2　AJCC 标准肺癌 T 分期

T 分期		标识
TX：未发现原发肿瘤，或通过痰细胞学或支气管灌洗发现癌细胞，但影像学及支气管镜无法发现		Tx
T0：无原发肿瘤的证据		T0
Tis：原位癌		Tis
T1：肿瘤最大径 ≤ 3 cm，周围包绕肺组织及脏层胸膜；支气管镜见肿瘤侵及叶支气管，未侵及主支气管	T1a（mi）：微浸润性腺癌	T1a（*mi*）
	T1a：任何大小的表浅扩散型肿瘤，但局限于气管壁或主支气管壁	T1a *ss*
	T1a：肿瘤最大径 ≤ 1 cm	T1a ≤ 1
	T1b：1 cm < 肿瘤最大径 ≤ 2 cm	T1b > 1 ~ 2
	T1c：2 cm < 肿瘤最大径 ≤ 3 cm	T1c > 2 ~ 3

续表

T 分期		标识
T2：3 cm＜肿瘤最大径≤ 5 cm；侵及脏层胸膜；侵及主支气管，但未侵犯隆突；有阻塞性肺炎、部分或全肺不张。符合以上任何一个条件即归为 T2	侵及脏层胸膜 *	T2 *Yisc Pl*
	侵及主支气管（不含隆突）；有阻塞性肺炎、部分或全肺不张 *	T2 *Centr*
	T2a：3 cm＜肿瘤最大径≤ 4 cm	T2a ＞ 3 ～ 4
	T2b：4 cm＜肿瘤最大径≤ 5 cm	T2b ＞ 4 ～ 5
T3：5 cm＜肿瘤最大径≤ 7 cm；直接侵犯以下任何一个器官：胸壁（含肺上沟瘤）、膈神经、心包；同一肺叶出现孤立性癌结节。符合以上任何一个条件即归为 T3	5 cm＜肿瘤最大径≤ 7 cm	T3 ＞ 5 ～ 7
	直接侵犯胸壁、膈神经、心包	T3 *Inv*
	同一肺叶出现孤立性癌结节	T3 *Satell*
T4：肿瘤最大径＞ 7 cm；无论大小，侵犯以下任何一个器官：纵隔、膈肌、心脏、大血管、喉返神经、隆突、气管、食管、椎体；同侧不同肺叶内孤立性癌结节	肿瘤最大径＞ 7 cm	T4 ＞ 7
	无论大小，侵及特定器官	T4 *Inv*
	同侧不同肺叶内孤立性癌结节	T4 *Ipsi Nod*

注：* 如果 3 cm＜肿瘤最大径≤ 4 cm，则为 T2a；如果 4 cm＜肿瘤最大径≤ 5 cm，则为 T2b。

表 3　AJCC 标准肺癌 N 分期

N 分期	
Nx	无法评估
N0	无区域淋巴结转移

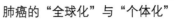

续表

N分期		
N1	同侧支气管周围和（或）同侧肺门淋巴结及肺内淋巴结有转移，包括原发肿瘤直接侵犯而累及	pN1a：单站 N1 淋巴结转移
		pN1b：多站 N1 淋巴结转移
N2	同侧纵隔内和（或）隆突下淋巴结转移	pN2a1：单站 N2 淋巴结转移，无 N1 淋巴结受累（跳跃转移）
		pN2a2：单站 N2 淋巴结转移，有 N1 淋巴结受累（单站或多站）
		pN2b：多站 N2 淋巴结转移
N3	对侧纵隔、对侧肺门、同侧或对侧前斜角肌及锁骨上淋巴结转移	

表 4　AJCC 标准肺癌 M 分期

M分期		标识
M_X	无法评估	M_X
M0	无远处转移	M0
M1a	胸膜播散（恶性胸腔积液、心包积液或胸膜结节）*	M1a *PI Dissem*
	对侧肺叶出现孤立性癌结节	M1a *Contr Nod*
M1b	远处单个器官单发转移	M1b *Single*
M1c	远处单个或多个器官多发转移	M1c *Multi*

　　注：* 肺癌胸腔积液是由肿瘤引起的。其中，少数胸腔积液多次细胞学检查阴性，既不是血性，也不是渗液。若临床判断胸腔积液与肺癌无关，则该胸腔积液不作为分期因素。

表 5　AJCC 标准肺癌 TNM 分期

T/M	标识	N0	N1	N2	N3
T1	T1a ≤ 1	ⅠA1	ⅡB	ⅢA	ⅢB
	T1b > 1 ～ 2	ⅠA2	ⅡB	ⅢA	ⅢB
	T1c > 2 ～ 3	ⅠA3	ⅡB	ⅢA	ⅢB
T2	T2a *Centr*，*Yisc Pl*	ⅠB	ⅡB	ⅢA	ⅢB
	T2a > 3 ～ 4	ⅠB	ⅡB	ⅢA	ⅢB
	T2b > 4 ～ 5	ⅡA	ⅡB	ⅢA	ⅢB
T3	T3 > 5 ～ 7	ⅡB	ⅢA	ⅢB	ⅢC
	T3 *Inv*	ⅡB	ⅢA	ⅢB	ⅢC
	T3 *Satell*	ⅡB	ⅢA	ⅢB	ⅢC
T4	T4 > 7	ⅢA	ⅢA	ⅢB	ⅢC
	T4 *Inv*	ⅢA	ⅢA	ⅢB	ⅢC
	T4 *Ipsi Nod*	ⅢA	ⅢA	ⅢB	ⅢC
M1	M1a *Contr Nod*	ⅣA	ⅣA	ⅣA	ⅣA
	M1a *Pl Dissem*	ⅣA	ⅣA	ⅣA	ⅣA
	M1b *Single*	ⅣA	ⅣA	ⅣA	ⅣA
	M1c *Multi*	ⅣB	ⅣB	ⅣB	ⅣB

相较于 2009 年第 7 版分期，最新分期有了如下变化。

【T 分期】

T1 分为 T1a：肿瘤最大径 ≤ 1 cm；T1b：1 cm ＜肿瘤最大径 ≤ 2 cm；T1c：2 cm ＜肿瘤最大径 ≤ 3 cm。

T2 分为 T2a：3 cm ＜肿瘤最大径 ≤ 4 cm；T2b：4 cm ＜肿瘤最

大径≤5 cm。

T3 为 5 cm＜肿瘤最大径≤7 cm。

T4 为肿瘤最大径＞7 cm 的。

支气管受累距隆突＜2 cm，但未侵犯隆突、伴有肺不张或肺炎的肿瘤由 T3 期变为 T2 期；侵犯膈肌改为 T4 期。

纵隔胸膜浸润 T 分期去除。

【N 分期】

提出了转移淋巴结位置、站数和跳跃式转移的概念。

将 N1 分为 pN1a（单站）、pN1b（多站）；将 N2 分为 pN2a1（单站，跳跃式转移无 N1 淋巴结）、pN2a2（单站 N2 有 N1 转移）、pN2b（多站 N2 转移）。

【M 分期】

将 M1 分为 M1a（局限于胸腔，包括胸膜播散）、M1b（远处器官单发转移灶）和 M1c（单个或多个器官的多处转移）。

【TNM 分期】

Ⅰ A 期分为Ⅰ A1、Ⅰ A2、Ⅰ A3 期；T1a ～ bN1M0 从Ⅱ A 期改为Ⅱ B 期；T3N1M0 由Ⅱ B 期改为Ⅲ A 期；T3N2M0 由Ⅲ A 期改为Ⅲ B 期；M1a 和 M1b 改为Ⅳ A 期，M1c 改为Ⅳ B 期。

3. 精准医疗下肺癌的研究进程

随着科技的不断进步，一些新兴技术，如人工智能、区块链等的快速发展，为医疗健康领域带来了革命性的突破，同时在"精准医学"的大背景下，肺癌的个体化精准治疗也有了突破性的进展，如免疫治疗、靶向治疗等，肿瘤免疫微环境、外泌体、液体活检、测序技术等研究为肺癌的筛查、诊治提供了更多的诊断手段。即将在2020年底举办的"全球精准医疗（中国）峰会"在北京拉开序幕，本次大会的主要关键词包括"精准医疗产业化进程、分子诊断、基因测序、液体活检及肿瘤早筛、质谱技术、PCR技术、甲基化检测、独立医学实验室、肿瘤全周期、肿瘤临床治疗、伴随诊断、肿瘤靶向及用药指导、靶向治疗、健康管理、心血管、慢性病、基因组学、生物标志物、生物信息大数据、AI辅助诊断、无创DNA产前检测、遗传病检测、NIPT、出生缺陷预防、PGD/PGS胚胎植入前遗传学诊断、MALBAC技术、CRISPR-Cas9和基因编辑技术、肿瘤细胞免疫治疗、干细胞治疗、CAR-T、细胞治疗产品注册与申报、创新药研发、PD-1/PD-L1药物、资本布局"等，不难看出，精准医疗是将所有的疾病相互整合，并可以将所有的技术手段用于肺癌的诊治中，大到经济布局，小到基因编辑，贯穿着肺癌诊治的所有步骤。另外，多学科协作治疗模式（multi-disciplinary team，MDT）纳入了肿瘤外科、肿瘤内科、放疗科、介入科、影像科、病理科及护理团队，以患者为中心，多方位、多维度诊疗模式有机结合，保证为患者提供最为规范、精准的治疗方案，为推进肺癌个体化精准治疗做出了巨大贡献。

免疫检查点抑制剂为肺癌免疫治疗开启了一个新时代。目前，全球已开发出多种免疫治疗药物，2018 年纳武单抗和帕博利珠单抗陆续在中国获批，说明我国也进入了免疫治疗新时代。另外，对于有 *EGFR*、*ALK*、*ROS-1* 等基因突变或表达异常的晚期患者，靶向治疗用于一线治疗优于传统化疗手段。近期发表在 *Science Translational Medicine* 的一篇文章报道，SCLC 对一种基因的缺失尤其敏感，其编码的蛋白名为二氢乳清酸脱氢酶（dihydroorotate dehydrogenase，DHODH），是嘧啶合成途径中的一种关键酶。在抑制 DHODH 后，无法满足小细胞肺癌细胞合成 DNA、RNA 的需求，导致细胞无法完成细胞周期的 S 期而凋亡。所以，DHODH 可以作为 SCLC 的新兴靶点加以利用，研究合成其抑制剂，从而杀伤肿瘤细胞。

近期还有一篇发表在 *JAMA* 上的针对美国儿童卡介苗 60 年随访的回顾性研究发现，在排除性别、吸烟、酗酒、区域、肺结核等干扰因素后，儿童期注射卡介苗的人群中肺癌发生风险比未接种卡介苗者降低了 62%，说明儿童期接种卡介苗有预防肺癌的作用。同时研究还表明，接种卡介苗的人群中肺癌风险的降低与既往结核病史无关。但是，卡介苗降低患肺癌风险的机制尚未知，可能与免疫相关。此研究结果提示，在未来是否能够根据肺癌的生物学特性，研制出针对肺癌或其他肿瘤的疫苗，防肺癌于未然，也是可以设想的。

甚至在 *Cell* 子刊上报道了使用 CRISPR-Cas9 可恢复化疗药物治疗肺癌的疗效。研究人员发现，CRISPR-Cas9 基因编辑系统可以将肺癌中的 *Nrf2* 基因剔除来恢复肺癌对化疗药物的敏感性。此研究发现通过 CRISPR-Cas9 敲除 *Nrf2* 基因，延缓了肿瘤的生长，这篇文章也为我们提供了更加广阔的思路，可以通过基因编辑来增加肺癌对化疗药物的敏感性，从而改善肺癌的耐药情况。

不难看出，对于肺癌的免疫治疗、靶向治疗、基因编辑等，还有早期筛查检测肺癌的方式，都是目前肺癌研究的热点和方向，大量的科学家、临床工作者都在为攻克肺癌这一世界难题做贡献，可能在不久的将来，通过一整套检测手段能够全面了解肺癌的生物学特性，明确肺癌在个体内的差异，为肺癌患者量身定做出适合个体的精准化方案，以达到最长生存期和最优生活质量。

肺癌的"小环境"与"大环境"

4. 吸烟仍是造成肺癌的主要原因

根据 WHO 的统计，我国约有 3 亿人吸烟，占全世界吸烟者的近 1/3，中国的卷烟消费量也约占世界的 1/3。中国卷烟消费量比世界其他四大烟草消费国（印尼、日本、俄罗斯及美国）的总和还要多。吸烟可导致多种疾病，如心血管疾病、自身免疫性疾病、肿瘤等。吸烟不止与肺癌有密切联系，还与头颈部肿瘤、肾癌、膀胱癌、胰腺癌、胃癌、宫颈癌、急性髓性白血病等密切相关。据估计到 2020 年，因烟草引发疾病而死亡的人数将增加到 1000 万。美国每年因吸烟导致的死亡人数超过 480 000（图 8）。

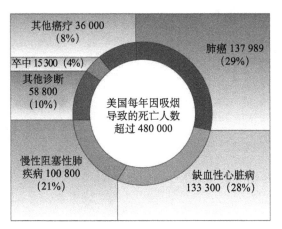

图 8　美国每年因吸烟导致疾病死亡比例（彩图见彩插 8）
来源：李治中（菠萝）.深呼吸：菠萝解密肺癌.北京：清华大学出版社，2018.

　　吸烟是肺癌发生发展的重要危险因素，占所有肺癌相关死亡人数的 85%。吸入烟草烟雾，从口腔通过上呼吸道最终抵达肺泡，随着烟雾进入呼吸道各部位，导致可溶性物质吸附在黏膜表面，颗粒沉积于气道黏膜和肺泡中。这些有害物质通过与上皮黏膜、肺泡的作用导致其 DNA 的损伤、基因突变等。在烟草烟雾含有的 7000 多种化合物中，至少有 90 多种物质被定为致癌物质。近期 David H.Phillips 教授等在 *Cell* 上发表的一篇文章（图 9），研究了 79 种已知或可疑的环境条件和致癌物（包括光辐射、化疗药物、化学致癌物等），绘制了其中 41 种物质诱导基因突变的特征图谱，找到了这些突变相对应的癌症类型。另一项研究表明，在苯并芘（benzoapyrene）诱导的基因突变中，CC 碱基成对地突变成 AA，占了总突变的 53% ～ 70%，这种突变类型和吸烟的肺癌患者中检测到的突变类型具有很强的相似性。不仅如此，吸烟与发生肺癌的风险之间存在剂量反应关系，随着每天吸烟数量和吸烟年数的增长，患肺癌的风险也会随之增加。对于吸烟者来说，患肺癌的风险大约高出非吸烟者 20 倍，因此戒烟会降低患肺癌的风险。有趣的是，虽然吸烟与肺癌密切相关，但仅有 15% 的吸烟者患肺癌，这其中可能存在遗传易感性，并且吸烟的强度和持续时间都是患肺癌风险的影响因素。任何形式的吸烟都会增加患肺癌的风险，包括二手烟、三手烟、雪茄、水烟等。

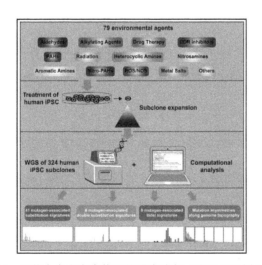

图 9 烟草中含有有害物质的研究流程（彩图见彩插 9）

来源：KUCAB J E，ZOU X，MORGANELLA S，et al. A compendium of mutational signatures of environmental agents. Cell，2019，177（4）：821-836.

　　吸烟对全身都会带来危害，尤其是呼吸系统。临床上通过对吸烟者的吸烟量和吸烟时间跨度进行综合计算，从而获得对吸烟可能达到的危害程度做出较为均衡的评价，这个指标就是吸烟指数。

国际上多数是通过使用包 – 年（pack-year）来计算吸烟指数。包 – 年吸烟指数的计算公式：每天吸烟的包数 × 吸烟年数，如每天吸烟1包，吸烟20年，吸烟（强度）就是 $1 \times 20 = 20$ 包 – 年。但使用"包"这个概念也并不总是那么容易标准化，因为目前市面上，烟的包装除了常见的20支装以外，还有10、12、16支装。

同时还要把每天的吸烟支数进行换算，所以也有用支 – 年计算的。支 – 年吸烟指数的计算公式：每天吸烟的支数 × 吸烟年数，如每天吸烟25支，吸烟20年，吸烟指数就是 $25 \times 20 = 500$。

在这里，为了区别，规定了两个概念，即吸烟强度和吸烟指数，其实这两个指标是相同的，为了方便，更加推荐使用吸烟指数这个概念。吸烟强度的计算公式：每天吸烟的包数 × 吸烟年数，如每天吸烟1包，吸烟20年，吸烟强度就是 $1 \times 20 = 20$ 包 – 年。

吸烟指数的计算公式：每天吸烟的支数 × 吸烟年数。如每天吸烟25支，吸烟20年，吸烟指数就是 $25 \times 20 = 500$。

用于计算吸烟指数的烟草产品是香烟。因为烟草产品很多，包括香烟、雪茄、烟草、水烟等，但香烟最易标准化和量化。

①香烟（cigarettes）：每天15支香烟，吸烟1年 =3/4 包 – 年；每天20支香烟，1年 = 1 包 – 年；每天40支香烟，1年 = 2 包 – 年。②烟斗吸烟（pipe）：1管 = 2.5 支香烟，如每天2管 =

每天 5 支香烟，如果他们吸了这个数量 1 年 =1/4 包－年；每天 4 管 = 每天 10 支烟，如果他们吸了这个数量 1 年 =1/2 包－年。③雪茄（cigars）：1 支小雪茄 = 每天 1.5 支香烟，1 支哈姆雷特（或类似）雪茄 = 每天 2.5 支香烟，1 支哈瓦那雪茄 = 每天 4 支香烟。如每天 4 支哈姆雷特雪茄 = 每天 10 支香烟，如果他们吸了这个数量 1 年 =1/2 包－年。④自用烟草卷烟（roll ups）或者水烟（water pipe）：这种类型的吸烟的量取决于烟草或者烟丝的消耗量。按照每周的消耗量来计算。25 克（1 盎司）烟草 =50 支香烟。可了解患者每周吸多少克（盎司）烟草。如每周 25 克（1 盎司）烟草 = 50 支香烟，除以 7 天 = 每天约 7 支香烟；每周 50 克（2 盎司）烟草 = 100 支香烟，除以 7 天 = 每天约 14 支香烟；每周 75 克（3 盎司）烟草 = 150 支香烟，除以 7 天 = 每天约 21 支香烟。

根据 WHO 的数据显示，在中国二手烟每年导致 10 万人死亡。二手烟暴露又称为环境烟草烟雾、被动吸烟、非自愿吸烟等，对于成年人，二手烟还可能导致脑卒中、鼻窦癌、乳腺癌、冠心病、动脉硬化、慢性阻塞性肺疾病、肺功能受损，甚至导致女性生殖系统异常，生产出低体重儿或早产。对于儿童可能导致脑肿瘤、淋巴瘤、白血病、中耳疾病、哮喘、新生儿猝死综合征等。全球已有多项研究证实二手烟暴露与肺癌存在关联，其中最

注：关于吸烟指数的计算可参考 Smoking Pack Years（https://www.smokingpackyears.com/）网站。

早的研究在 1981 年，结果提示女性暴露于二手烟有较高肺癌风险，1989 年一篇流行病学研究再次提出肺癌与二手烟暴露之间存在关系，二手烟明确增加非吸烟者患肺癌的风险。有充分的证据表明二手烟暴露可导致肺癌的发生，且暴露于二手烟中的人患肺癌的风险增加 30%。

三手烟是指吸烟者吸烟后残留在衣服、墙壁、地毯、家具甚至头发和皮肤等表面的烟草烟残留物，也称为非自愿性吸烟，是一种被动吸烟方式，也是目前危害最广泛、最严重的室内空气污染。美国能源部隶属的劳伦斯伯克利国家实验室的研究人员发现，三手烟可留存几天、几周甚至数月，他们首次评估了室内环境下尼古丁接触空气中常见物质后的反应，发现尼古丁与常见空气污染物亚硝酸（室内亚硝酸主要来自燃气设备）反应后可形成强致癌物。

其实，烟草依赖也是一种慢性疾病，其国际疾病分类（ICD-10）编码为 F17.2，烟草中主要的成分尼古丁，其具有高度成瘾性，吸烟主要是为了摄入尼古丁而产生精神活性效应，从而使人感到轻松、愉悦，甚至欣快感，更是导致烟草依赖的主要原因，药理学和行为学过程与海洛因及可卡因等成瘾性药物类似，甚至比后两者更强。

目前，中国有 3.16 亿烟民，有 7.4 亿人遭受二手烟或者三手烟的暴露，作为一个烟草生产和消费大国，我们真的应该重视控烟行动。控烟立法是重要的一步，避免让周围不吸烟的人遭受二手烟、三手烟的暴露，同时还应该提供一些戒烟指导支持。同时还要警惕电子烟，电子烟对于尼古丁成瘾的中老年烟民，确实是尼古丁及传统烟的替代产品，但是这种行为可能会诱导下一代成为潜在的传统烟的忠实粉丝。

我们坚信，戒烟永远不会晚（图10）。近日 *Nature* 上一篇文章表明与持续吸烟者相比，戒烟者拥有更多的健康细胞，因而患肺癌的风险明显下降，这些保护性细胞或可解释戒烟可降低患肺癌的风险。这项研究表明，戒烟不仅能阻止肺部遭受进一步损伤，而且还可以让健康细胞积极补充呼吸道内壁，这种健康细胞与受损细胞比例的转变可以阻止癌症产生。研究人员分析了16人（包括吸烟者、戒烟者、从未吸烟者及儿童）的肺活检组织，尽管未发生癌变，但是与不吸烟者相比，吸烟者中每10个肺细胞中就有9个肺细胞含有多达10 000个额外的遗传变化（突变），这些突变是由烟草烟雾中的化学物直接引起的。受损细胞中有超过1/4具有至少1个癌症驱动突变，这解释了为何吸烟者患肺癌的风险如此之高。出乎意料的是，在那些戒烟的人中，有许多细胞位于呼吸道内壁上，这些细胞逃避了由过去吸烟造成的基因损害。从遗传学上讲，这些细胞与从未吸烟者的细胞相比：他们具有更少的因吸烟造成的基因损伤，因而具有更低的患癌风险。发现戒烟者中这些健康细胞的数量仍然比吸烟者多4倍，占戒烟者中肺细胞总数的 40%。大量吸烟长达 30 年、40 年或更久的人经常说，戒烟为时已晚，损伤已经造成了，但结果表明戒烟永远不会晚。尽管这项研究表明，健康的肺细胞可以开始修复戒烟者的呼吸道内壁，并协助他们抵抗肺癌产生，然而吸烟仍会在肺部造成更深的损害，从而导致肺气肿（慢性肺病）。即使戒烟，这种损伤也是不可逆的。不过在任何年龄段戒烟都可以延缓进一步损伤的积累，还可以重新唤醒未被过去生活习惯伤害的细胞。我们应该全民总动员，争取实现《"健康中国 2030"规划纲要》中提出的两个重要目标：第一，到 2030 年，将我国 15 岁以上吸烟人群吸烟率，由现在的 26.6% 降到 20%；第二，到 2030 年，把我国总体癌症 5 年生存率提升 15%，2030 年要达到 46.6%。

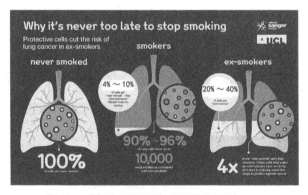

图 10　戒烟永远都不晚（彩图见彩插 10）

来源：YOSHIDA K, GOWERS K H C, LEE-SIX H, et al. Tobacco smoking and somatic mutations in human bronchial epithelium. Nature, 2020, 578 (7794): 266-272.

另外，对于慢病干预的五项措施：烟草控制、减少食盐摄入、改善膳食和增加身体运动、减少酒类摄入、必要时的药物，不难看出，烟草的控制位居首位，甚至有人提到，可能会在 2040 年全球消除烟草的危害（图 11）。

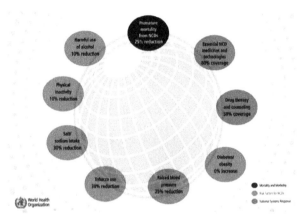

图 11　WHO 预计在 2025 年达到最有价值的 9 个目标（彩图见彩插 11）

肺癌离不开基础肺疾病，携带慢性肺部疾病的人群较无肺部基础疾病的患者患肺癌的概率高很多，其中肺部慢性疾病，如肺结核、慢性阻塞性肺疾病、尘肺、硅肺等，可与肺癌并存。其中，研究较多的是慢性阻塞性肺疾病（chronic obstructive pulmonary disease，COPD），其定义是不完全可逆的气流受限性疾病，包括两种典型的特征，即慢性支气管炎和肺气肿。COPD 导致肺部损伤主要是炎性细胞因子释放、氧化应激、蛋白酶活性异常和自身抗体异常表达等综合因素所致。

有文章称 COPD 与肺癌是"患难之交"，这说明 COPD 与肺癌发生风险相关，这可能与上述 COPD 炎症反应所致有关，同时与吸烟密不可分，被动吸烟、生物燃料使用等也发挥一定作用。吸烟是肺癌和 COPD 共同公认的危险因素，COPD 占成年人群的 8% ～ 10%，吸烟群体中占 15% ～ 20%，Yang 等发现 COPD 占重度吸烟肺癌患者的 12%，Young 等发现 50% 的肺癌患者合并 COPD。吸烟是肺癌和 COPD 共同的致病风险，都是烟草有害物质累积肺部所造成的疾病，这些有害物质损伤支气管上皮，导致上皮化生、异常增生，最终发展为肺癌，而这些因素也是造成 COPD 发生的元凶。那 COPD 会不会是发展为肺癌的一个或一种过渡阶段？还需要有待证实。

另外，有研究表明 COPD 是肺癌的重要风险因子，并提示 COPD 患者肺癌发病率是肺功能正常者的 3 倍，还有文章表明肺癌是 COPD 致死的主要原因之一。这种关系可能与患者遗传易感性、持续炎症暴露导致慢性炎症反应、表观遗传学、氧化应激等密切相关。COPD 慢性炎症可能是肺癌发展的促进作用，学者提出 "肺气肿和肺癌有共同起源" 的假说：肺癌和 COPD 炎症细胞的分布是类似的，包括巨噬细胞、肿瘤粒细胞及部分淋巴细胞。正常肺的自身稳态是由低水平的细胞更新率所维持的，肺泡巨噬细胞主要是用于清除病原微生物和微小有害物质或颗粒，但在烟草有害物质暴露下，机体募集并激活中性粒细胞和巨噬细胞，释放丝氨酸和基质金属蛋白酶（matrix metalloproteinase，MMP），继而活化氧化应激反应来清除有害物质，肺组织损伤被修复，当破坏力远远超出修复能力时，即可形成肺气肿、肺大疱等。而这类慢性炎症导致的肺损伤，使得慢性有丝分裂发生，并增加致癌的风险。另外，支气管肺泡干细胞（bronchoalveolar stem cell，BASC）是用来更新、取代被破坏的肺泡细胞以维持肺泡的稳定性，但在烟草相关致癌物和炎性蛋白酶的持续作用下，生长因子释放过多会导致BASC过度增殖，干细胞为低分化细胞，稳定性较差，易发生恶变，最终促进肿瘤形成。另有学说表明，COPD所致的慢性炎症反应导致细胞损伤，使得慢性有丝分裂发生，增加内源性DNA损伤转化为突变的可能性，从而增加致癌的机会，其中上皮间充质转换（epithelial-mesenchymal transition，EMT）扮演重要角色。

有理论支持氧化应激学说，香烟中还有大量的自由基，包括活性氮氧化合物（reactive oxygen and nitrogen species，RNOS），其不断积累是氧化剂增加的一种形式，可导致细胞发生氧化应激。除了外源性RNOS，线粒体的呼吸也是产生RNOS的主要来源，线粒体功能障碍在很多肿瘤中被发现。而RNOS对DNA的损伤可能导致肺癌的发生发展，因为RNOS可以导致细胞激活、增殖和炎症通路，最终导致细胞不受控制生长，最终导致COPD和肺癌的发生。

肺癌和COPD均有明显的家族聚集倾向，似乎两者之间存在相关性，那么是否存在遗传学的关联呢？有研究表明这些遗传关联可能存在于 6 号、15 号染色体上。另外，在表观遗传学上也存在关联，主要体现在 DNA 甲基化、组蛋白修饰、microRNA 表达在内的表观遗传修饰，肺癌和 COPD 存在部分共同的表观遗传修饰。其他证据表明 COPD 和肺癌之间的联系可能并不完全是吸烟引起的，如以下这些证据：①慢性支气管炎和肺气肿的家族史与肺癌风险的增加有关；② COPD 也可发生在非吸烟的肺癌患者身上；③ COPD 是肺癌的独立危险因素等，均提示 COPD 和肺癌之间的联系不仅仅有吸烟这座桥梁。总而言之，COPD 增加肺癌风险，可以从多个角度和共同通路学说来解释二者之间的关系，但二者最直接的关系还有待进一步研究。

5. 肺癌存在基因易感性

肺癌是一种与环境息息相关的疾病，吸烟、环境污染等都是导致肺癌的重要原因，但是在处于相同的环境中或同样的致癌因素下，仅有一小部分人患肺癌，这说明个体差异也就是遗传的易感性在肺癌的发生发展中尤为重要，研究肺癌的基因易感性对于易感人群的筛查是至关重要的，然而对于肺癌的基因易感性，我们还有很长的路要走。

目前，肺癌的易感性研究主要涉及代谢酶基因、癌基因、抑癌基因、修复酶基因、凋亡基因等。目前，研究提示与肺癌遗传易感性相关的基因包括：谷胱甘肽 S- 转移酶家族基因、*GSTM1*（*Glutathione S-transferase Mu 1*）和 *GSTT1*（*glutathione S-transferase theta 1*）基因型的缺失、碱基切除修复（*XRCC1*、*OGG1*）基因、核苷酸切除修复（*ERCC1*、*ERCC2*）基因、双链断裂修复（*XRCC3*）基因。

在我国人群中，肺癌的遗传易感性尚不明确。2011 年，沈洪兵教授团队作为"肺癌全基因组关联分析和药物基因组学研究"课题的领导者完成了首个中国人群的肺癌全基因组关联研究，结果发现 *ABCB1* 和 *ABCC1* 基因的变异可能是导致中国人更易患肺癌的原因。此团队近期发表在《柳叶刀》上的一项有关中国人群肺癌大规模研究，旨在寻找 NSCLC 风险相关的遗传变异，结果确定了与 NSCLC 发病风险显著相关的 19 个遗传易感位点，其中 6 个位点为新发现的（包括 *Tp63*、*TERT*、*FOXP4*、*MHC*、*DCBLD1*、*NRG1*、*CDKN2A*、*VTI1A*、*MPZL3*、*SECISBP2L*、*CHRNA2*、*BPTF*、*CYP2A6*、*CASP8*、*MYNN*、*BAZ1A*、*AFTPH*、*AQP3*、*DAB2IP*），结合所有文献报道的遗传变异和此次新发现的易感位点，研究团队构建了中国人群肺癌多基因遗传风险评分（polygenic risk scores，PRS），为肺癌高风险人群的筛查和精准预防提供了重要参考，个体 PRS 越高，肺癌风险相对越高。此研究还表明，除年龄和吸烟状态外，PRS 为一个独立的预测指标。同时，构建了中国人群肺癌多基因遗传风险评分 PRS-19，从而定义了低、中、高遗传风险人群。结合中国慢性病研究队列9.5万人10年随访数据发现：随着遗传评分PRS-19的增加，肺癌发病风险显著增加；遗传高风险的中度吸烟者肺癌发病风险与遗传中风险的重度吸烟者相近。团队在进一步研究中还发现，部分肺癌易感基因与吸烟存在基因—环境交互作用，解析了吸烟致肺癌的遗传学基础。该团队在去年新发现了21个肺癌易感基因及2种遗传易感模式，且与欧美高加索裔人群存在种族差异，同时还发现肺癌易感基因 *MHC* 和 *CTLA-4* 变异调控 T 细胞活化，揭示了 T 细胞活化影响肿瘤易感性的共同遗传学机制。

6. 恶性肿瘤病史、结核病史与肺癌息息相关

患有淋巴瘤或吸烟相关癌症（如头颈部肿瘤、膀胱癌等）的患者患原发性肺癌的风险明显增加。文献报道，SCLC 的患者患 NSCLC 的概率是正常人的 3.5 倍。有部分原因可能是诊断和治疗恶性肿瘤过程中接触放射线或烷化剂，使患肺癌的概率升高。患头颈部肿瘤的患者中将近 10% 的患者新发或同时患第二种肿瘤，大多数病理类型为鳞状细胞癌，其中有 1/3 会发生在肺部，可能的原因在于头颈部肿瘤与吸烟密切相关，但机制仍不明确。

有研究表明，肺结核患者患肺癌的风险高于一般人群 2.5 倍左右，可能与免疫功能异常、长期炎症刺激、致癌物潴留、肺纤维化及瘢痕组织形成等相关，但是目前的机制仍不是很明确。肺

癌与肝癌、胃癌等消化道肿瘤不同，仍然没有明确指征证明肺癌与微生物的感染存在密切联系，所以从某种程度上肺癌与结核杆菌之间并不存在明确的相关性。肺结核是结核杆菌感染引发的呼吸道传染病，而肺癌是一种上皮来源的肿瘤，理论上应该不存在直接的关系，但是肺结核可以对肺部造成慢性损害，影响支气管黏膜上皮的功能和机体整体的免疫情况，对肺癌的发生发展有间接促进作用。首先，肺结核可以对肺部造成慢性损害，影响支气管黏膜上皮的正常功能、病变周围支气管扩张、阻碍淋巴回流、有害物质引流不畅，进而导致致癌物在肺组织中积聚，另外结核杆菌可造成机体的免疫力下降，这些对肺癌的发生有间接的促进作用。其次，结核感染特别容易造成肺部干酪样坏死，既然有坏死，愈合后就会留下瘢痕，如果在此基础上结核反复复发，造成瘢痕不断的增生有可能会产生恶变而导致肺癌。这个称之为瘢痕癌，发生率比较低，临床比较少见，多数位于肺上叶的边缘，男性居多，一般病理类型为黏液分泌型腺癌。根据多年临床发现，陈旧性肺结核肺癌的病例，其中肺结核钙化的病灶、结核性瘢痕、陈旧性空洞壁、肺泡上皮细胞增生、增殖等与肺癌存在千丝万缕的联系。在临床上，要警惕肺结核、肺癌并存的现象，两种疾病并存容易给诊断造成困难。肺结核患者一般年轻者多，肺癌患者老年者多，但目前结核病老年化趋势已在国内表现出来，肺癌年轻患者的比例也在增加，当两者并存时，往往由于结核病灶的存在或痰中找到结核杆菌而忽视肺癌的诊断。当肺部病灶疑似肿瘤时，即便查出了结核杆菌，最好进行气管镜或者肺穿刺来确定病理类型。毕竟与肺结核相比，肺癌的预后更差，治疗更棘手，对明确诊断为肺结核并存肺癌患者，只要无明显外科手术禁忌证，均可考虑手术治疗后同期抗结核、抗癌治疗。

7. 肺癌是否具有遗传性

家族史与肺癌的发病率之间的关系越来越受到重视，排除各种因素后，肺癌患者一级亲属患肺癌的风险是显著增加的。有研究发现，肺癌家族史与其发病率存在性别差异，国际肺癌联盟最新的荟萃分析结果提示，多个亲属患癌症和在较年轻时患癌，患肺癌的概率都会明显增加，这可能与家族中携带的肿瘤易感基因相关。其中，患有典型家族性癌症易感综合征（如视网膜母细胞瘤和李 – 佛美尼综合征）的患者患肺癌的风险明显增加。但目前对其机制仍无定论，有研究确定了可能与肺癌发病风险增加相关的基因位点相关，可能在 6 号染色体上存在易感基因的不稳定性。

2019 年，研究人员发现肺癌先证者的血亲关系（一级、二级、三级）、患癌先证者的数量及一级患癌先证者年龄较小，均是提高家族中患癌风险的影响因素。研究人员使用了一个基于人群的谱系系统，该系统与某个癌症登记处相关联，根据一个人的肺癌家族史来估计他患肺癌的相对危险度（relative risk，RR）。先证者的家族史资料包括关系程度（一级至三级）、父亲或母亲的肺癌家族史、受肺癌影响的亲属人数及患病亲属的年龄。研究人员分析了 130 多万个肺癌患者家族史，为了估计肺癌的相对风险，使用内部群体特异性比率，将具有特定家族史中受到肺癌影响的亲属类型及在其中观察到的肺癌病例数与预期病例数进行比较。本研究基于先证者的完整家族史提供有关人群的肺癌风险评估，基于有家族史的肺癌 RR 的估计在临床上是非常相关的。肺癌家族史 RR 估计值可用于指导肺癌筛查资源利用的个人决策，并可在筛查、治疗和治疗后监测的决策中发挥关键作用。

一项来自韩国的研究发现，不吸烟的肺腺癌 *EGFR* 突变女性患者存在家族性肺癌的可能性更大。一般情况下，肺癌的 *EGFR* 突变属于体细胞突变，并没有遗传性，但是随着二代测序的应用，发现越来越多肺癌患者中存在可遗传的胚系 *EGFR* 突变，这类突变可能导致肺癌遗传风险增高，这类突变是胚系 *EGFRT790M* 突变，多发生于不吸烟的女性，为肺腺癌。胚系 *T790M* 突变本身是一种弱致癌基因突变，本来不会对人体有大影响，但胚系 *T790M* 突变容易引起 *EGFR* 二次致癌突变，如 *EGFR L858R* 突变，这两种突变的致癌潜力大大增强，73% 的肺癌胚系突变携带者中包含二次致癌 *EGFR* 突变。因此，胚系 *T790M* 突变是一种家族性肺癌易感基因突变，不吸烟携带者预估会有高达

31% 的肺癌风险。如果患者抗 *EGFR* 靶向治疗前就检测发现肿瘤存在 *T790M* 突变，那么患者很可能有胚系 *T790M* 突变，因此 NCCN 非小细胞肺癌 2019.V1 指南建议：如果在抗 *EGFR* 靶向治疗之前确定存在 *T790M* 突变，患者应考虑遗传咨询，因为胚系 *T790M* 突变与家族性肺癌易感性相关，患者需要进行额外的检测。文献报道的家族性肺癌易感基因突变还包括：胚系 *EGFR*、*R776X*、*P848L*、*V834L*、*R831C*、*V769M* 突变，但这些胚系突变罕见，但大多数都在肺腺癌中体现。这其中的胚系 *V834L*、*R831C* 突变多数伴有 *L858R* 突变，而胚系 *R776X*、*V769M* 则多数伴有 *G719X* 突变。

8. 激素水平与肺癌的关系

有文献报道，吸烟女性患肺癌的概率较吸烟男性高出 2 倍以上，而在不吸烟的人群中，女性患肺癌的风险也较男性高。文献报道雌激素促进 NSCLC 发生发展，不吸烟的女性肺腺癌患者中，绝经前患者较绝经后患者肿瘤的侵袭性更强、生存期短，在 NSCLC 患者中，绝经前女性与同年龄段男性相比，无生存优势，而绝经后女性生存率却高于同年龄组男性患者。甚至有文献报道，老年男性 NSCLC 癌组织局部雌激素浓度为绝经后女性的 3 ～ 4 倍。总结上述此类文献报道，雌激素水平的差异对 NSCLC 的发生发展有影响，是否可以推测内源性雌激素可以促进 NSCLC 的发生发展？有多项研究表明，雌激素与 NSCLC 细胞共培养后可显著促进肿瘤细胞增殖，并在小鼠体内得到了进一步验证，抗雌激素治疗后抑制肿瘤生长。

那么，外源性激素是否也与肺癌的发生发展存在关联呢？大量研究证实激素代替疗法（hormone replacement therapy，HRT）的使用会影响女性患肺癌的风险，但也有文献可推翻此观点。其中，大多数研究来自于病例对照试验、队列研究等，结果可分为三类：增加患肺癌风险、对患肺癌风险无影响、降低患肺癌风险。其中一项大型随机对照研究中针对 164 例绝经后妇女接受雌激素和孕激素治疗后的研究结果显示，肺癌发病率没有明显增加。来自美国加利福尼亚大学洛杉矶分校研究人员将 16 000 例 50～79 岁绝经妇女随机分配至激素组（孕激素和雌激素混合）和安慰剂组，结果发现，8 年后激素组中有 73 例妇女死于肺癌，而安慰剂组中 40 例妇女死于肺癌，且实验组肿瘤呈现低分化和转移倾向，考虑选择 HRT 的妇女死于肺癌的风险远远高于不采用此疗法的妇女。报道接受 HRT 的女性患者与未接受过 HRT 的女性肺癌患者相比，确诊为肺癌的中位年龄明显较小，总生存期也明显缩短，分别为 39 个月和 79 个月。还有一项前瞻性试验结果显示长期应用 HRT，肺癌患病风险增加。

根据上述研究，抗雌激素药物的使用是否可以改善女性肺癌患者的预后呢？有研究对 6655 例乳腺癌患者（其中有 3066 例患者使用了抗雌激素治疗）统计分析肺癌的发生率和死亡率，发现使用抗雌激素治疗的患者的肺癌死亡率显著降低。另外，来自加拿大的一项研究对 2300 例女性 NSCLC 患者进行了回顾性分析发现，使用抗雌激素治疗能显著降低肺癌相关死亡率。

有关激素与肺癌机制的研究有很多，但是并没有一个明确的结果。但有文章提示雌激素对不同个体的支气管上皮和肺癌组织产生不同的诱导作用，肺癌组织表达芳香化酶，可在肺部将雄烯二酮和睾酮变为雌二醇，一部分人外源性补充雌激素后，通过负反馈调节使芳香化酶表达下降，降低了局部雌激素的浓度，雌激素的使用时间、使用时长、使用浓度和剂量都可能影响雌激素对肺癌的作用。

综上所述，虽然激素水平与肺癌的发生关系及相关机制尚不明确，但多数研究及相关结论都表明激素水平与肺癌发生发展及肺癌引发的死亡风险息息相关，抗雌激素治疗是否可以成为未来治疗肺癌的辅助疗法仍有待考证。在早期肺癌筛查中，有无雌激素治疗史也是一个潜在的筛查因素之一。

9.HIV 感染与肺癌密不可分

艾滋病（获得性免疫缺陷综合征，acquired immunodeficiency syndrome，AIDS）是通过感染艾滋病病毒（human immunodeficiency virus，HIV）后使机体 CD4$^+$T 淋巴细胞计数持续下降，从而造

成集体免疫功能受损，导致感染和恶性肿瘤等一系列临床表现。癌症是艾滋病患者死亡的主要原因，与普通人群相比，HIV携带者和艾滋病患者的常见癌症发病率更高，同时HIV携带者患几种原发性癌症的风险要远高于一些第二原发癌症的普通人。艾滋病相关的肿瘤主要包括非霍奇金淋巴瘤、卡波西肉瘤和浸润性宫颈癌。但是研究也发现，包括肺癌在内的很多肿瘤在HIV感染者中也并不少见。美国癌症协会指出，相较于那些未感染HIV的人，HIV感染者患肺癌的风险会增加2倍多。美国加州大学最新的研究在未校正的结果中发现，在美国感染HIV人群中，$CD4^+T$淋巴细胞、HIV负荷与肺癌危险不相关，但≥60岁女性较<50岁者肺癌危险升高9倍。吸烟>30包－年女性较<10包－年者肺癌危险升高22倍；吸烟>30包－年男性较<10包－年者肺癌危险升高10倍，这可能与感染HIV所致的免疫抑制、免疫系统减弱、引发炎症等有关。HIV破坏人体正常免疫系统，使人体对于外界的免疫能力和抵抗能力下降，导致外界各种因素都可能促进基因突变和异常表达，长久的积累会导致免疫系统的进一步崩溃，并打破人体细胞内原癌基因和抑癌基因之间的平衡，从而导致细胞内功能紊乱，促进肿瘤的发生发展。目前，有研究讨论CCR5基因功能与HIV及肿瘤的关系，CCR5是趋化因子受体家族的活跃者，CCR系统家族不仅与免疫反应、炎症和病毒感染有关，也与肿瘤的发生与扩散有关。有学者认为

抑制 CCR5 表达可以联合抗 HIV 治疗，但目前结果仍不明确。在小鼠与人体的研究表明，CCR5 受体激活促进了血管生成，肿瘤的发生和转移；而使用 CCR5 受体抑制剂，可以限制肿瘤的生长，在肺癌的相关研究中，CCR5 表达水平增高是预后不良的生物标志。

综上所述，对于 HIV 与肺癌的关系仍在探索阶段，但其机制与免疫系统脱离不了干系。

10. "人类的另一个基因组"对肺癌发生发展和治疗的影响

人体微生物被称为是"人类的另一个基因组"，它与我们人类的健康息息相关，其主要分布于胃肠道、呼吸道、泌尿生殖道和皮肤，是包括细菌、真菌、病毒在内的所有微生物的总称。这些微生物的总和是人体细胞数量的 10 倍，所包含的基因数目更是人体细胞的 100 倍，所以被称为"人类的另一个基因组"是无可厚非的。

肺是一个适合微生物定居的场所，有多种无害细菌与我们共存，肺部菌群也会像肠道菌群一样受到环境污染、免疫功能、炎性刺激等因素的影响。有研究表明，原发性肺淋巴上皮瘤样癌是肺大细胞癌的一个亚型，发病机制尚不明确，可能与 EB 病毒感染有关。EB 病毒可能给予了肿瘤细胞生长优势，使其成为优势细胞群，在细胞的恶性转化中发挥了作用。人乳头瘤病毒（ human papilloma virus ， HPV ）可能于整合素受体发挥作用，入侵肺上皮细胞，整合入肺上皮细胞 DNA 中，下调 $p53$ 基因的表达，参与肺癌的发生发展。目前，虽然机制尚不明确，但是 HPV 可能参与肺癌的发生，尤其是不吸烟女性肺癌的危险因素之一。还有文献报道，衣原体相关抗体浓度越高，肺癌的发生风险越高。肺内细菌、口腔细菌、肠道菌群、鼻窦菌群和肺癌之间都存在千丝万缕的联系。

虽然，目前无法完全阐释人体微生物组与肺癌之间的关系及其作用机制，但是临床实践中发现肺癌患者常合并肺部感染。为了探索这一问题，美国麻省理工学院 Jacks 等设计了表达致癌基因 $KRAS$ 突变同时缺失抑癌基因 $p53$ 的小鼠，这种小鼠会在几周内患上 NSCLC。研究者同时发现，患肺癌的小鼠肺部菌群和对照组肺部菌群发生了显著变化，肺部微生物数量显著增多，但微生物种类多样性减少。这为研究者提供了新思路，是否可以使用抗生素改善肺癌小鼠肺部菌群，从而改变肺部的微环境和免疫状态，使肿瘤有所变化？结果发现，在肺癌小鼠长出肿瘤的 2 周或 7 周后，给予抗生素的治疗有效，肺癌小鼠的肿瘤大小缩小近一半。肺细菌增生可激活 γδT 细胞，分泌 IL-17、IL-23 等细胞因子，从而促进炎症反应，还激活中性粒细胞，中性粒细胞也释放促炎物质。也就是说，肺细菌的滋生可导致免疫系统集中于杀伤肺内多余菌群，无法将重点集中于杀伤异型性细胞，让肿瘤细胞有机可乘。此研究试图用药物阻断γδT 细胞、细胞因子或促炎物质，发现此类药物与抗生素有类似效果，小鼠肿瘤缩小了（图 12）。总而言之，肺癌的发生发展和肺部的炎症刺激密不可分，炎症又与菌群比例和数量密切相关，同时肺癌还会改变肺细菌种群，使菌群失调，刺激免疫系统产生炎症环境，为肺癌细胞提供最优越的沃土。还有研究认为，肺部菌群失调就是一个炎症的触发点，促进 COPD 的发生，可能也是引发肺癌的另一旁路。综上所述，为研究者提供调整菌群或可成为肺癌治疗的潜在途径。

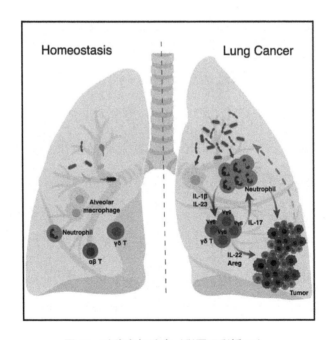

图 12 肺稳态与肺癌（彩图见彩插 12）

来源：JIN C，LAGOUDAS G K，ZHAO C，et al. Commensal microbiota promote lung cancer development via γδT cells. Cell，2019，176（5）：998-1013.

　　还有研究表明，肺癌患者在经放化疗、靶向治疗过程中，可能会导致肠道菌群的变化，对治疗疗效有一定的影响。例如，化疗过程中肠道内的益生菌：双歧杆菌、柔嫩梭菌、乳酸杆菌等数量明显减少，而肺炎克雷伯菌却明显增加。放疗过程中口服益生菌可增加双歧杆菌、乳酸杆菌等有益菌群比例，减少大肠杆菌等有害菌群，调节肠道菌群的失调，有利于预防和治疗放疗所致的急性放射性肠炎。另外，某些有益菌群有助于一些化疗药物的抗肿瘤作用，但相关机制研究尚不明确。在免疫治疗中，肠道菌群对 PD-1 阻滞剂疗效有显著的影响，对于肠道微生物多样性越高的患者，治疗期间，肠道菌群的组成越稳定，生存期也相对更长。

　　每个人的基因组千差万别，微生物组更是个体差异大，并且都是动态变化的。对微生物组的研究需更加深入，了解微生物及其基因组和肺癌之间的关系，未来可能用于肺癌的精准和个体化治疗当中。

　　它提示我们，在肺部出现磨玻璃结节的情况下，是否可以调节体内的菌群来抑制及治疗早期的组织学改变。

11. 精神压力可以促进肺癌的发生发展

　　焦虑、抑郁等不良情绪会导致激素、神经递质分泌紊乱，从而导致免疫系统出现故障，最终纵容肿瘤的发生发展。那么精神压力和肺癌的发生发展有什么关系呢?

一方面,来自一项加拿大 Blanc-Lapierre 等的研究,提示压力过大的工作会明显增加患肺癌的风险,这些压力归因于多种原因,包括高要求、时间压力、财务问题、工作不安全感等。来自瑞典的一项研究表明,早年经受的生活压力或情感打击,如父母去世,可能与某些恶性肿瘤的发生发展有关,特别是与吸烟和HPV 感染相关的肿瘤,如明显增加肺癌的发病风险。最新研究发现,树突状细胞中的糖皮质激素诱导转录调节因子 TSC22D3在精神压力致癌方面有着关键的作用,心理压力可诱导皮质酮上调,增强树突状细胞中 TSC22D3 的表达,抑制树突状细胞的抗肿瘤免疫应答,此通路被命名为压力 - 糖皮质激素 -TSC22D3轴。根据情绪状态问卷,高皮质醇浓度与消极情绪有关。同时也发现在多种肿瘤中,肿瘤浸润免疫细胞中均存在 TSC22D3 表达,特别是在肺癌、消化道肿瘤和黑色素瘤,还发现 TSC22D3的高表达普遍与不良预后有关。也许 TSC22D3 是一种全新的免疫检查点,在未来或可成为肿瘤治疗的靶点。不过,另有研究表明抑郁症和肺癌二者并不存在因果关系,但此研究还表明检测并治疗抑郁症状为肺癌患者的治疗带来积极影响,甚至对降低死亡率也是有帮助的。根据上述报道,说明情绪、压力等对免疫系统会产生很大的影响,在肺癌的发生发展过程中扮演着重要的角色,但是由于无量化、无具象化的体现,让研究者和大众无法从

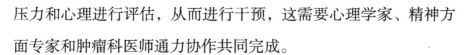

压力和心理进行评估，从而进行干预，这需要心理学家、精神方面专家和肿瘤科医师通力协作共同完成。

另一方面，释放压力的方法和途径是否能减少肺癌的发病风险呢？流行病学数据表明，经常锻炼可预防某些肿瘤的发生，并降低肿瘤复发的风险。Wang 等对绝经后女性肺癌和运动的关系进行了调查和研究，久坐之人相对高运动水平的人患肺癌的可能性更大，较高的运动水平会带来更多的获益，结果还提示 BMI < 30 kg/m^2 的人更容易在运动中获益。近期，Pedersen 等的研究发现运动可降低肺转移癌小鼠模型的发病率和肿瘤生长，甚至可以降低瘤体生长的 60%，由于运动可以诱导肌肉来源的 IL-6 参与 NK 细胞的重新分布，增加了 NK 细胞对肿瘤的浸润，从而控制肿瘤的生长。

2016 年，韩国首尔大学一项研究从细胞水平阐明了吸烟和长期精神压力引发肺癌的生物学机理。结论表明，长期精神压力可引发小鼠肺组织的上皮细胞产生癌变，小鼠肺部组织肿块的体积，同精神压力的水平呈正相关。烟草燃烧物中的致癌成分及精神压力造成激素类物质高表达，能够提高肺上皮细胞细胞膜电压依赖型钙通道的活性，使进入细胞内部的钙离子超过正常水平，这些钙离子能够增强类胰岛素受体的活性，引发上皮细胞癌变。而对人体肺组织和实验鼠肺组织的上皮细胞进行钙离子通道阻滞剂（calcium channel blocker，CCB）处理后，类胰岛素受体的活性受到遏制，由此形成的上皮细胞癌变也大幅减少。CCB是一类阻断钙离子经过细胞膜钙离子通道进入细胞内部的药物，广泛应用于高血压及心脑血管相关疾病的治疗。暴露在烟草燃烧物中及外部精神压力下的小鼠，经CCB给药后，均表现出肺组织癌变率显著降低。

总而言之，心理压力和不良情绪会对免疫系统产生不利的影响，调节好自身的心态，通过运动或其他途径尽量避免或释放压力是非常必要的。另外，在肺癌患者进行手术、放化疗、免疫治疗、靶向治疗等的过程中，是否可以增加心理治疗，使得患者的免疫系统从中获益，协助上述治疗方式抵抗肿瘤细胞，或可应用于未来的临床实践中。

12. 肺癌或可"从口入"

我们每日摄入足够的食物在体内转化为营养物质，维持人体所需的能量，有研究表明，从食物中还能摄取抵抗肺癌的物质和促进肺癌转移的物质。

有研究证实，绿茶中含有多种抗癌物质，如儿茶素等。文章提示，每天饮用1杯绿茶可能会预防某些肿瘤的发生。食用生蒜患肺癌的风险会降低，并存在一个剂量反应的关系。另外，西蓝花可产生萝卜硫素诱导谷胱甘肽转移酶或其他细胞保护酶来保护人体，抵御外界有害物质，还有研究表明西蓝花汁有解毒作用。

但是上述这些研究的机制仍不是很明确。

近期 *Cell* 上发表了两篇关于"抗氧化剂"促进肺癌的研究。来自瑞典的研究结果表明，抗氧化剂可直接刺激 *KRAS* 驱动肺癌转移，可通过降低血红蛋白水平来稳定 *BACH1*，从而激活 *Hk2* 和 *Gapdh* 转录促进糖酵解诱导转移，提示靶向治疗 *BACH1* 或糖酵解可防止抗氧化剂诱导的转移。同期，另一篇来自美国的研究结果也提示类似的研究结果，并指出肺癌存在 *Keap1* 或 *Nrf2* 突变，约占 30%，上述二者均为抗氧化通路中的重要组成部分，*Keap1* 的丢失和 *Nrf2* 激活通过积累 *BACH1* 来诱导肺癌的转移，并提示 *BACH1* 与肺癌的转移及生存时间缩短有关。其中，*BACH1* 是一种可以让细胞更容易发生转移和迁徙的蛋白，长期服用抗氧化剂 N- 乙酰半胱氨酸（N-Acetyl-L-cysteine，NAC）或维生素 E 可能会降低血红素水平，使得 *BACH1* 趋于稳定，进而促进肿瘤细胞的转移。

多项研究证实高纤维和酸奶的饮食对心血管疾病和胃肠肿瘤是利大于弊的，那么此类饮食是否会影响肺癌的发生呢？近日，另一篇发表在 *JAMA Oncology* 上的研究可能帮助我们解答此问题，此研究是基于欧洲、亚洲国家和地区及美国共 140 万成年人的研究数据的分析，结果表明摄入酸奶和纤维最高的一组患肺癌风险降低 33%，是否可以说明高纤维、酸奶饮品或可降低患肺癌的风险？益生菌对健康的好处可能源于促进肠道有益微生物生长的益生元，这些益生菌通过调节肠道菌群从而改善人体整体肠道菌群的状态，通过改善和提高免疫力来预防肺癌的发生发展。

综上所述，额外补充抗氧化剂、高纤维膳食等或对身体有一定帮助，也可能有利于维持肿瘤的生存环境。但不如好好吃饭，多吃蔬菜等天然富含营养、蛋白、纤维的物质，均衡膳食来得更加实在。

13. 肺癌与大气污染密不可分

众所周知，大气污染和肺癌的关系密不可分，有人调侃应加入一个新的节气，那便是"立霾"。2013 年，世界卫生组织国际癌症研究机构将空气污染列为一级致癌物（致癌物按照严重程度分为四级，一级为"明确致癌物"），大气污染的主要成分包括细颗粒物（PM2.5）、可吸入颗粒物（PM10）、臭氧（O_3）、二氧化硫（SO_2）、二氧化氮（NO_2）、一氧化碳（CO）、氮氧化物（NO_x）、苯和重金属等。PM 定义是悬浮颗粒（particulate matter，PM），空气动力学直径小于或等于 2.5 μm 的颗粒物称为细颗粒物，即 PM2.5，为微小颗粒，比病毒大，比细菌小，易于富集并可随呼吸进入肺泡或血液循环。PM2.5 是大气环境中化学组成最复杂、危害最大的污染物，也是引起雾霾的主要原因。

有研究发现 NO_2 每增加 30 μg/m^3，PM2.5 每增加 10 μg/m^3，肺癌发病的风险比明显升高，来自加拿大的两项研究也证实了上述观点。一项来自意大利的研究表明，燃煤火电站附近居民中 > 75 岁女性的肺癌发病率随苯、NO_2、PM10 和 SO_2 浓度的增加而增加，而在男性和 < 75 岁的女性中未发现这一规律，加拿大学者同样证实了苯和 NO_2 与肺癌发病的关联。我国相关研究数据显示，根据 1990—2009 年 75 个肿瘤登记处的数据，发现 PM2.5 每增加 10 $\mu g/m^3$、O_3 每增加 10 ppb 肺癌发病风险会提高，同时得出 PM2.5 对中国肺癌发病率的影响更大的对象集中于女性、城镇居民和老年人（相对男性、农村居民和年轻人）。

伴随我国经济的飞速发展，工业、纺织业等迅速崛起，空气质量也迅速下降。近日在《柳叶刀》上发表的一篇文章分析使用了全球疾病负担研究（global burden of disease，GBD）数据，结果表明 1990—2017 年，我国影响健康的十大危险因素中排名第四的即为细颗粒物（图 13），除吸烟外，也是导致我国肺癌发病率明显升高的第二大因素，相比 2015 年全球死亡危险因素中 PM2.5 排第五位，说明细颗粒物对我国健康影响更大。根据国际癌症研究机构（International Agency for Research on Cancer，IARC）报道，大气污染是导致肺癌的主要原因之一，有流行病学研究表明，多种空气污染成分与肺癌之间存在正相关。但是对于致癌物导致肺癌的机制尚不清晰，可能与空气污染、雾霾等物质的复杂性和多样性有关。有研究表明，PM2.5 可能诱导上皮间

质转化（epithelial-mesenchymal transition，EMT）和促进肿瘤干
细胞（cancer stem cell，CSC）分化来增加患肺癌的风险，并提
示 CSC 特性和相关的 miRNA 可能是预测 PM2.5 致癌性的生物
标志。

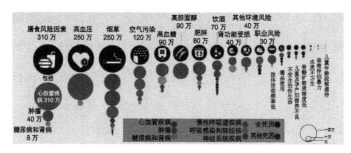

图13　2017 年中国死亡人数的风险因素归因（彩图见彩插 13）

来源：ZHOU M，WANG H，ZENG X，et al. Mortality，morbidity，and risk factors in China and its provinces，1990—2017：a systematic analysis for the Global Burden of Disease Study 2017. Lancet，2019，394（10204）：1145-1158.

大气污染是工业发展进程中的副产品，随着全世界科学的进
步，人类应将眼光放得更加长远，将更多的关注点放在无污染的
一些技术上，如光能、电能、风能等对环境无污染或较小污染的
方面。同时，也要升级对于燃油、汽油、煤炭等制造、提炼相关
技术，尽可能地缩小污染范围。减少大气污染不只是在预防肺癌
甚至其他肿瘤上做贡献，更多的是为保护我们共同的家园，为后
代可持续发展做贡献。另外，相对于发达国家，我国缺少有关大
宗数据下的流行病学研究，应基于我国的数据，多进行具有我国
特色的本土化研究，更具有针对性和代表性。

14. 室内空气污染对肺癌的影响不可小觑

根据 WHO 2019 年的报道，约有 30 亿人通过使用以煤油、生物质（木柴、动物粪便、作物废弃物）和煤炭为燃料的明火或简陋炉灶进行烹饪，每年近 400 万人因使用固体燃料和煤油烹饪造成的室内空气污染而过早死亡。室内空气污染可导致中风、缺血性心脏病、COPD 和肺癌等非传染性疾病。5 岁以下儿童因肺炎导致的死亡中，近一半是因为吸入了室内空气污染带来的颗粒物。

全球仍有 30 亿人在使用固体燃料（木柴、木炭、动物粪便等）及煤油烹饪。这些燃料经过不完全燃烧且未经处理可以造成高浓度的室内污染，其中也包括 PM2.5。妇女因负责做饭，面临患肺癌的风险更高。报道中提出，每年仍有 380 万人因低效使用固体燃料和煤油烹饪产生的室内空气污染而过早死亡：其中 27% 死于肺炎；27% 死于缺血性心脏病；20% 死于 COPD；18% 死于卒中；8% 死于肺癌。

由于我国饮食制作的特殊方式可产生大量烹饪油烟，而油烟已成为我国主要室内环境污染物。据报道，油炸或油高温炒菜时会产生大量的 PM2.5，IARC 已将其归为室内致癌污染物。英国曾报道，在通风系统差、燃烧效能极低的灶具上做饭吸入大量油烟，等于每天吸两包烟，这种情况每年可导致 160 万人死亡。还有调查显示，厨房通风不良者相较于厨房通风良好者，患肺癌概率要高出 1 倍多。由此证明，不吸烟女性患肺癌与厨房的环境相关。Mu 等的研究发现，厨房无通风设备是肺癌发生的危险因素；与不烹饪的人群相比，1 天烹饪超过 2 次的人群，肺癌发病风险是不烹饪人群的 3 倍，同时还发现使用普通固体燃料（木柴、煤块等）的人群肺癌发生率是使用清洁环保燃料烹饪人群的 4 倍，空气污染和肺癌的发生存在剂量反应关系。

还有一部分肺癌死亡原因（占 3% ~ 20%）是室内氡暴露引起的，氡气是一种看不见、闻不到、尝不出味道的气体，被称为"沉默的杀手"。氡是 WHO 公布的一级致癌物之一，其存在于自然空气中，属于天然放射性气体，家中氡的主要来源是建材、析出、室外空气飘入、取暖和厨房设备的天然气释放等。室外空气中氡气水平通常是相对安全的，但在建筑物内或狭小空间中，氡气积聚可达到危险水平，氡气是仅次于吸烟因素引起人类肺癌的元凶，但目前氡气产生风险的阈值尚不可知。长期研究氡气的爱荷华大学 Bill Field 教授认为，在美国，氡暴露是导致癌症死亡的主要环境因素。目前的研究报道，氡气致癌的主要原因是氡气及其衰变产物发出电离辐射，从而引发细胞遗传变异、基因突变、细胞周期失调等，从而增加患肺癌的风险。室内氡暴露可能在 *EGFR* 突变和 *ALK* 移位起作用，但其诱发肺癌的生物机制尚不完全清楚。Samet 等指出，氡是为数不多的环境致癌物之一，我们可以很容易测量到它，并采取适当的措施减少暴露。

15. 职业暴露

职业暴露是指因职业关系暴露在危险致病因素中，从而比其他职业人群更容易发生病变，损害健康甚至威胁生命。从定义中不难看出，从业者在工作过程中易受到致癌物质的刺激，或长期接触某种、某些致癌物导致浓度、剂量暴露，最终导致病变的发生。虽然目前吸烟是肺癌的主要病因，但在矿工、冶金工人等肺癌病因的研究中发现，职业暴露与肺癌的关系密不可分。与肺癌相关的职业暴露包括化工、石棉、冶金、皮革、焦油等相关职业。其中，石棉致癌性的相关报道是最多的。美国癌症协会指出，长期吸入石棉纤维会对肺细胞造成破坏，最终导致肺纤维化、肺气肿，甚至肺癌的发生。其他致癌物暴露，如有机溶剂、油漆、稀释剂、焊接、烟雾、烟尘、砷、柴油车尾气、SiO_2、铬、镍、铍、镉和焦油等因素会增加患肺癌的风险。美国癌症协会建议，如果工作场所有上述致癌物，应将暴露接触控制在最低限度。我国也有相关报道，其中云锡矿工肺癌相关研究表明，年龄、性别、教育水平、吸烟，以及职业性氡和（或）砷暴露，既往肺疾病史均为肺癌的可能危险因素。云锡矿工肺癌危险因素的多因素 Cox 回归分析结果表明，年龄、吸烟量、职业性氡和（或）砷暴露量、慢性支气管炎史是此队列人群的独立危险因素，而教育是保护性因素。云南个旧锡矿、广西栗木矿、湖南香花岭锡矿、山东淄博陶瓷厂等矿工肺癌死亡率明显高于当地普通居民。

与肺癌相关的因素多种多样，很多人同时暴露于不同的危险因素中，但其中一些人患肺癌，而另一些人却没有，这说明个体之间存在差异。无论如何，强健体魄，经常释放压力，均衡膳食，做好自我防护，增强免疫力，才能抵御外来的各种风险，延迟或者避免患肺癌的发生。

16. 肺癌高危人群有哪些?

上述所致肺癌的"小环境"与"大环境"中的多种因素，为进入肺癌高危人群筛查系统提供了依据。但是根据全球所实施的多项临床研究，还尚未完全统一定义肺癌高危人群，目前主要划分方式无外乎年龄、吸烟情况及相关的一些附加风险。其中，美国国家肺癌筛查试验（The National Lung Screening Trial，NLST）的结果支持筛查肺癌高危人群，NCCN 肺癌筛查小组建议 LDCT 应筛查肺癌高危人群，中低危人群不应该接受筛查。根据最新 NCCN 指南，具有肺癌筛查需求的高危人群分为 2 组：高危组 1（1 类证据），年龄 55 ～ 77 岁且吸烟史 ≥ 30 包 - 年或更多的吸烟者，戒烟 < 15 年的吸烟者；高危组 2（2A 类证据），年龄 ≥ 50 岁，且吸烟史 ≥ 20 包 - 年，目前仍吸烟或者既往吸烟并具有一种以上的附加风险因素（慢性阻塞性肺疾病、家族史、接受过放射治疗等）。中危人群是年龄 ≥ 50 岁，吸烟史 ≥ 20 包 - 年或二手烟暴露，且无附加其他危险因素。低危人群是年龄

＜ 50 岁和（或）吸烟史＜ 20 包－年。根据 2020 年 NCCN 肺癌筛查更新，将高危人群的年龄从 74 岁扩展至 77 岁，这是由于在 NLST 系统中，进入筛查系统的年龄为 74 岁，而真正纳入筛查的年龄为 77 岁，这也与医疗关怀和医疗救助服务系统（the Centers for Medicare & Medicaid Services，CMS）纳入的年龄一致。

我国根据自身疾病特点和国情，建议在 2018 版肺癌筛查共识中通过临床信息、影像学、肿瘤标志物、功能显像、非手术和手术活检多维度评估肺结节良（恶）性，此共识也增加了对筛查人群的界定。但目前我国仍缺乏针对我国国情的肺癌高危人群界定的循证医学数据，本次共识参考 NCCN 肺癌筛查指南、美国胸科医师学会发布的临床指南及中华医学会放射学分会心胸学组发布的 LDCT 肺癌筛查专家共识，并结合我国吸烟及被动吸烟人群比例较高、大气污染及肺癌发病年轻化的现状，中华医学会呼吸病学分会肺癌学组和中国肺癌防治联盟讨论制定了《肺结节诊治中国专家共识（2018 年版）》（后简称《共识》），定义如下。我国肺癌高危人群年龄≥ 40 岁且具有以下任一危险因素：①吸烟≥ 400 支－年或 20 包－年，或曾吸烟≥ 400 支－年或 20 包－年，戒烟时间＜ 15 年；②有环境或高危职业暴露史，如石棉、铍、铀、氡等接触者；③合并慢性阻塞性肺疾病、弥漫性肺纤维化或有肺结核病史者；④既往患恶性肿瘤或肺癌家族史者。

在对肺癌发生发展认识逐渐全面和完善后，界定的条件也会逐步细化。同时流行病学研究提示肺癌发病比例不断增加，筛查非吸烟和吸二手烟的女性也逐渐属于研究热点和筛查对象，对肺癌筛查的界定也会随之改变，同时还要考虑到油烟、氡气、大气污染、室内污染、职业暴露、家族因素等，怎样科学的评估及量化相关危险因素，仍有很漫长的路要走。

在后续章节中会详述 NCCN 筛查和国内筛查指南的区别及筛查模式。

肺癌筛查新进展

根据中国肺癌防治联盟（Union of Chinese Oncology Management，UCOM）、中华医学会呼吸病学分会肺癌学组、中国医师协会呼吸医师分会肺癌工作委员会于 2019 年底发表的《肺癌筛查与管理中国专家共识》，进一步推广和完善肺癌筛查和早诊、早治策略才能从根本解决我国肺癌防治的诸多问题，同时也亟须改变传统的疾病治疗模式，采用"4P"医学模式行肺癌筛查工作。其中，"4P"医学包含预防性（preemptive）、预测性（predictive）、个体化（personalized）和参与性（participatory）。现代医学，则在此"4P"基础上增加精准医学，只有这样，才能最终做到基于基因与环境差异而进行的个体化筛查，更好地预防肺癌发生及改善肺癌 5 年生存率。

17. 从胸部 X 线到 LDCT 的影像学演变使肺癌的早期发现成为可能

20 世纪 50 年代，开始对肺癌早期筛查进行探索，一直没有有效的结果。关于肺癌筛查"Mayo 肺癌项目（Mayo Lung Project，MLP）"是早期被认为最有权威性的研究，该试验于 1971—1983 年在 9211 例男性吸烟者中进行，研究对胸部 X 线联合痰细胞学检测与非筛查组进行比较，经过长时间的随访，结果表明患者生存率有所提高，但是并没有发现两组的肺癌死亡率存在统计学差异。

20 世纪 90 年代，Naildich 等提出了 LDCT 作为肺癌筛查的新方法。研究表明，放射剂量与管电流呈线性关系，低剂量即在其他参数不变的情况下，降低管电流，从而降低放射剂量。由于肺组织本身的天然高度对比度和 X 线的低吸收度，肺部的 LDCT 筛查是完全可以推广的。有研究表明，LDCT 的筛查阳性率为胸部 X 线的 3 倍，检出肺癌的能力是胸部 X 线的 4 倍，检出 I 期肺癌的能力是胸部 X 线的 6 倍。

在丹麦、日本等国家率先开展早期肺癌筛查的调研工作，结果表明，实施筛查高危人群期间，LDCT 具备更好的敏感度及特异性优势，发现胸部 X 线不能显现的微小结节，同时减少了辐射剂量。后续随访显示，LDCT 所发现的胸部结节中，大部分是 I 期，可以给早期诊断提供有价值的指导。但由于诸多因素的

中国医学临床百家

影响，并不能使得数据证明此模式筛查是否可以影响到肺癌生存率。随后美国国家癌症研究所进行了大型的随机临床试验，研究对象是 5 万例以上的肺癌高危人群，采取 LDCT 展开肺癌早期筛查。结果表明，将此种方案应用于高危人群可明显地减少肺癌相关病死率 20% 左右。另一个相关大型筛查是美国前列腺、肺、结直肠和卵巢癌（prostate，lung，colorectal and ovarian，PLCO）筛查试验结果显示其中胸部 X 线筛查不能降低肺癌死亡率，进而再次验证了 LDCT 的在肺癌筛查中的地位。

2006 年，《新英格兰医学杂志》发表了一项有关美国、日本、以色列及中国的多中心、前瞻性、非随机的国际早期肺癌行动计划（International Early Lung Cancer Action Program，I-ELCAP），结果提示 LDCT 的筛查明显改善了肺癌患者生存率，其中认为临床 I 期肺癌的 10 年生存率可达 88%，而经过手术治疗的 I 期病例的 10 年生存率可达到 92%。

2007 年，Bach 等的研究发现单纯的 LDCT 肺癌筛查在肺癌诊断和肺癌切除上明显高于预期值，结果具有统计学意义，但 LDCT 肺癌筛查在降低肺癌的恶化和减少肺癌死亡上并没有显著效果。

2011 年，《新英格兰医学杂志》再次发表一篇由美国国立癌症研究所发起的国家肺部筛查试验（National Lung Screening Trail，NLST），是有关肺癌筛查的多中心、前瞻性、随即对照临床研究，结果提示与 CXR 相比，采用 LDCT 对吸烟者进行定期筛查可以将死亡率下降将近 20%。此消息当时引发了不小的轰动，随后在 2012 年 2 月美国第 17 届 NCCN 年会将肺癌筛查作为会议的重要议题，根据 NLST 更新了 NCCN 指南，推荐高危人群采用 LDCT 进行肺癌筛查。

2017 年，发表在 *Lung Cancer* 上的一篇文章指出，通过 LDCT 扫描出结节周围的血管脉络系统的丰富性，可作为 LDCT 初筛时不确定结节良恶性的一个评估指标，恶性肿瘤周围的血管系统较良性结节丰富。

进行肺癌筛查的主要目的是对肺癌进行早期诊断，从而将其治愈或者最大程度延长患者的有效生命。其潜在的巨大利益在于降低肺癌患者的死亡率，同时最大程度提高患者的生活质量。随机对照研究提示，在高风险选择性人群中进行 LDCT 筛查，肺癌患者的死亡风险降低达 20%，同时，肺癌筛查还可能发现肺癌以外的恶性肿瘤。而提高生活质量主要体现在：降低疾病相关死亡率、降低治疗相关死亡率、促使筛查人群改变影响健康的生活方式、减少焦虑和心理负担。理想的肺癌筛查技术应该具备以下条件：简便、易行、价廉、损伤少、敏感性高、特异性高、预测性高、精准性高、易掌握、易个体化、易指导预防、患者易参与。目前，很难找到全部符合这些条件的方法，需根据筛查群体和技术可及性合理选择。

简而言之，LDCT 筛查技术具有简便、易行、价廉、损伤少、敏感性高、患者参与性高和易普及等优点，可作为高危人群肺癌筛查可靠的基础检查手段。LDCT 不仅可以检出更多、更早期的肺癌，降低肺癌死亡率，改善肺癌患者预后；而且能提高生活质量，包括减少肺癌相关症状负担、减少治疗相关并发症、提高戒烟率；同时，还能检出其他需要治疗的疾病。

18. 功能成像在筛查中的作用

功能成像包括 PET/CT、核磁共振、超声等相关检查，其中 PET/CT 检查在肺癌的筛查中占据一席之地。通过 LDCT 筛查发现可疑外周肺结节病灶，此时 PET/CT 可以发挥作用，协助明确病灶性质从而避免患者接受不必要的有创检查，但有研究提示，对于 LDCT 结果中提示直径 < 8 mm 的肺癌结节，PET/CT 阳性率不高，需要密切随访跟踪。另一项临床试验发现，LDCT 中的可疑结节 76% 可以通过 PET/CT 明确诊断，其敏感性、特异性、阳性预测值和阴性预测值分别为 69%、91%、90% 和 71%，此结果提示，我们对 LDCT 中发现的可疑病灶可进行选择性 PET/CT 检查，如结果是阴性，3 个月后应用 LDCT 随访，其敏感性和阴性预测值为 100%，可以有效减少有创检查。另外，PET/CT 在中央型肺癌的早期诊断中亦有一定作用。一项研究分析了 CT 检查为阴性，由支气管镜检查确诊的 22 例患者的 24 处早期中央型肺

癌病灶，发现 PET/CT 对早期中央型肺癌的敏感性、特异性、阳性预测值和阴性预测值分别为 73%、85%、80% 和 79%。因此，PET/CT 可以发现 CT 阴性的早期中央型肺癌，是高度怀疑肺癌而 CT 检查阴性患者的良好补充。

根据上文中 PET/CT 有如此多的好处，但 PET/CT 价格昂贵、医院普及度不高、肾功能相关的要求等，作为常规肺癌初筛手段还是存在一定的限制因素。综上所述，LDCT 提示直径 ≤ 8 mm 的纯磨玻璃结节，一般不推荐 PET/CT 检查；但对于直径 > 8 mm 的实性肺结节，推荐 PET/CT 扫描区分良恶性；对于直径 > 8 mm 的不能定性的半实性肺结节，建议除常规扫描外，加做延迟扫描以帮助提高阳性率。

还有另外一种功能成像也可以作为 LDCT 的补充，那就是弥散加权磁共振成像（diffusion weighted magnetic resonance imaging，DW-MRI）。DW-MRI 基本原理是通过水分子的弥散（布朗）运动来反映组织的生物特性和微观结构，病变信号强度的量化指标用表观弥散系数来表示。有研究表明，DW-MRI 对于 6 ~ 7 mm 肺结节的筛查敏感性和特异性分别为 95.2% 和 99.6%，8 ~ 14 mm 的肺结节的敏感性和特异性可达 100% 和 99.6%，这么优秀的结果，是否提示我们 DW-MRI 可以作为 LDCT 的代替品？但是 MRI 要求患者体内没有金属物品，如冠脉支架等，算是 MRI 的限制条件之一。另有两项研究均表明，DW-MRI 与 PET/CT 在区分良恶性肺结节的敏感性差异无统计学意义，且针对活动性炎症病变，DW-MRI 中的假阳性更少，特异性明显高于 PET/CT。DW-MRI 无放射或核素污染，越来越多的证据表明，对于肺结节直径＞ 5 mm 实性结节且难以接受放射性检查的患者，DW-MRI 可作为 LDCT 或 PET/CT 的替代检查手段。综上所述，在诊断肺癌过程中，DW-MRI 具备更好的筛查优势，前景广阔。

19. 基因检测在早期肺癌筛查中的研究

肺癌的发生发展是由基因突变、拷贝数变异、转录组调节和表观遗传调节等多个方面共同调控的，这与肺基因敏感性差异、长期暴露于有害物质等密切相关。目前研究表明，有超过 100 种基因与肺癌存在千丝万缕的联系，但其发病机制仍不明确，未来需要更多的研究和方法阐明肺癌起源的整个过程，此过程有助于我们发现新的筛查方法，为我们提供更多的治疗和预防手段。

近期发表在 *Nature* 的文章中总结了与肺癌有关的基因突变（图 14），此文章按照肺癌的两种主要病理类型：肺腺癌（lung adenocarcinoma，LUAD）、肺鳞癌（lung squamous cell carcinoma，LUSC）进行划分，发现二者的发生发展与某些基因和相关信号通路有关。但无论是哪种病理类型，相关的突变的基因都与 RTK 通路、mTOR 通路、氧化应激、增殖、细胞存活、细胞周期调控通路密不可分。LUAD 中最常见的突变基因包括 *KRAS* 和

EGFR，以及抑癌基因 *TP53*、*Keap1*、*STK11* 和 *NF1*。按地区和种族划分，*EGFR* 激活突变的频率差异很大。LUSC 中常见的突变基因包括肿瘤抑制因子 *TP53* 和 *CDKN2A*。尽管发生 *EGFR* 扩增，与 LUAD 不同，在 LUSC 中很少观察到受体酪氨酸激酶的突变。这些突变和通路的异常最终导致肺癌的发生发展，并引导肺癌细胞向有利于生存的方向发展。

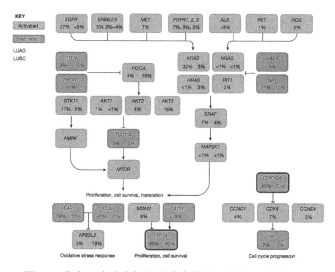

图 14 非小细胞肺癌相关肿瘤生物学（彩图见彩插 14）

来源：HERBST R S，MORGENSZTERN D，BOSHOFF C. The biology and management of non-small cell lung cancer. Nature，2018，553（7689）：446-454.

近日，*Nature* 连续发布了两篇文章，美国加州大学圣地亚哥分校的 Paul Mischel 教授的研究团队发现，大量的癌基因竟然不在染色体上，而是从染色体上脱落形成游离于染色体外的小型 DNA，被称为染色体外 DNA（extra chromosomal DNA， ecDNA），ecDNA 能大量表达致癌基因，促进细胞快速生长。时隔 1 天，加州大学圣地亚哥分校与凯斯西储大学研究人员在 *Cell* 发文，有些 ecDNA 像是被癌细胞从基因组中调配出来的，用以强化致癌基因的，或是其他相关的调控元件。肺癌 ecDNA 相关的研究较为罕见，但随着 ecDNA 机制或癌基因真实的情况渐渐浮出水面，攻克所有类型的肿瘤可能指日可待。那 ecDNA 是否也可成为未来作为基因检测的依据，还需要进一步的研究和开发。

根据上述这些基因突变、ecDNA 等，可能直接导致细胞向肿瘤细胞进展，也可导致 RNA、蛋白水平的改变，从而使得细胞的生物学特性发生改变，导致肺癌的发生发展。这些因子可能在血液、痰液或肺脱落细胞中被检测到，这是否可为我们的筛查手段开辟新的方向？

20. 肿瘤标志物在肺癌筛查中的价值

如何进一步提高筛查效率，特别是减少最终诊断为良性疾病而进行的侵入性检查数量，是目前亟待解决的问题之一。在 1978 年，美国国家癌症研究所（National Cancer Institute，NCI）召开的人类免疫及肿瘤免疫大会上，Herberman 第一次提出了肿瘤生物学标志物的概念，什么是肿瘤生物学标志物？肿瘤生物学标志物是肿瘤或肿瘤微环境中特有的物质或细胞，其可从血液、尿液、痰液、粪便等中检测到，为肿瘤的诊断提供可靠依据。此时肿瘤标志物的价值也就突显出来了，生物学标志物检测具有无创、便捷等优势，成为近年来肺癌筛查和诊断的主要手段和重要研究热点。确定生物学标志物需要以下 5 个阶段：①发现肿瘤生物学标志物；②临床开发和验证；③纵向验证；④前瞻性筛查；⑤对肿瘤控制情况的评估。经过了临床的不断验证，才可能确定一种生物学标志物的价值。

这些肿瘤生物学标志物可以帮助选择优先接受筛查的人群，并在某种程度上避免辐射暴露或胸腔镜检查。高效的肿瘤生物学标志物可以纳入风险模型，结合流行病学和临床风险评估，进而更加准确的选择出肺癌的高危人群。同时，肿瘤生物学标志物数据可用于预测模型，LDCT 结果（肺内结节、肺气肿等）和流行病学高危因素（吸烟、职业暴露等）为诊断肺癌提供基本依据，肿瘤生物学标志物提供关于可疑筛查检测到的结节是否为恶性提供额外证据，从而减少手术、活检的假阳性数量。另外，LDCT 筛查对中心型病变及体积较小的肿瘤相对不敏感，有效的肿瘤生物学标志物也会提示出恶性肿瘤的存在。故有效的肿瘤生物学标志物在早期肺癌筛查中有着提高筛查敏感性和特异性的作用。

那这些肿瘤生物学标志物通过什么方式被检测出来呢？通过体液活检可满足上述肿瘤生物学标志物的检查，体液活检是通过血液、尿液或痰液等对癌症做出诊断或辅助的新技术，从而帮助我们尽早发现肿瘤，检测肿瘤的发展进程。通过血液的检测主要包括循环肿瘤细胞、肿瘤 DNA、循环 RNA 和外泌体（后三者为肿瘤细胞分泌或死亡后释放出的物质）等。肿瘤生物学标志物无须区分惰性或侵袭性肿瘤，一旦肿瘤生物学标志物提示肺癌的存在，便通过影像学结节的特征来判断其生物学特征，此部分将在后文中会进一步描述。

21. 传统肿瘤标志物在肺癌筛查中的研究进展

临床上常用的传统的与肺癌相关的肿瘤标志物包括癌胚抗原（carcinoembryonic antigen，CEA）、神经元特异性烯醇化酶（neuron specific enolase，NSE）、细胞角蛋白 19 片段（cytokeratin 19 fragment，CYFRA21-1）、糖类抗原 125（carbohydrate antigen 125，CA125）、胃泌素释放肽前体（pro-gastrin-releasing peptide，Pro-GRP）、鳞状上皮细胞癌抗原（squamous cell carcinoma antigen，SCCAg）。其中，CYFRA21-1、CEA 针对肺腺癌和大细胞肺癌，CYFRA21-1、CEA 和 SCCAg 针对肺鳞癌，NSE 针对小细胞肺癌。但上述肿瘤标志物诊断肺癌的敏感性和特异性均无法达到临床需求。上述肿瘤标志物在诊断晚期肺癌有一定的价值，但是对于早期肺癌、肺癌筛查的敏感性和特异性较差，且此类肿瘤标志物在其他肿瘤中也有体现，会造成假阳性的可能。

2018 年 在 *JAMA Oncology* 上 发 表 的 文 章 将 CA125、CEA、CYFRA21-1 和 SFTPB 作为风险评估的研究对象，肿瘤生物学标志物得分得出的受试者工作特征（receiver operating characteristic，ROC）曲线下面积（area under curve，AUC）为 0.83，而基于吸烟暴露的模型 AUC 则为 0.73（P=0.003）。这一研究提示，此系列肿瘤标志物可改善肺癌风险评估，可与 LDCT 联合增加筛查的敏感性。同期，我国 Bai C 等基于血液生物标志物 ProGRP、CEA、SCC 和 CYFRA21-1 建立了肺癌诊断模型，此模型与美国胸科医师学会模型相比，肺结节患者的结节风险模型 AUC 相对较高（P=0.001），提示此模型适用于中国高风险人群。

随着分子生物学手段及高通量技术平台的飞速发展，不同类型的蛋白质类、核酸类、循环肿瘤细胞等新型生物标志物正在不断涌现，其高敏感度和高特异度使我们有机会在肺癌临床病理病变发生之前及时对肺癌做出有效诊断，为肺癌患者的早期筛查和早期诊断提供新的解决方法，而对于传统的肿瘤标志物多可用于辅助诊断。

22. 肺癌特异性标志物可能来源于机体免疫反应

目前，医学免疫学是肿瘤和各种疾病研究的方向和热点。1966 年，美国 Baldwin 等发现在肿瘤发展初期，人类免疫系统便开始产生针对肿瘤细胞的特异性自身抗体。近年来，很多研究都证实机体免疫系统在早期识别出肿瘤细胞表达异常的蛋白激发宿主的体液免疫，由免疫信号放大系统产生大量抗体，进而杀伤早期的肿瘤细胞，这为肿瘤的早期筛查提供了新的思路。肿瘤抗原是指细胞癌变过程中出现的特异抗原及过度表达的抗原物质的总和，包括肿瘤细胞某些基因过度表达、突变或异常修饰后的蛋白总和。在多种肿瘤患者的血清中，均可检测到针对肿瘤相关抗原（tumor associated antigen，TAA）的自身抗体。相对于其他血液分子标志物，肿瘤自身抗体有如下几个特点：①早期：肿瘤在早期即可刺激机体产生免疫反应，从而产生肿瘤抗原抗体；②特异性强：抗原抗体反应具有专一性和特异性，可以独特识别出对应的抗原；③抗体滴度高，因为抗体是通过免疫反应大量扩增后得到的产物，相对于其他的血清蛋白更具代表性，易于检测；④检测结果相对稳定且操作简单，重复性良好，自身抗体不像其他多肽易受蛋白酶水解作用，其可在血清中稳定、持续存在，通过常规的酶联免疫吸附试验（enzyme linked immunosorbent assay, ELISA）即可检测。且肺癌的发生发展是一个多因素、多基因、多步骤的过程，单一的自身抗体用于早期癌诊断可能会出现假阳性和假阴性的可能，无法满足肺癌早期筛查诊断的需要，而把若干自身抗体分子组合起来，进行联合筛查，可极大提高诊断的特异性和敏感性。

2008 年，Chapman 等通过 ELISA 对肺癌（包括 NSCLC 和 SCLC）患者 7 种肿瘤抗原【肿瘤蛋白质（tumor protein p53，p53）、人类表皮生长因子受体 2（human epidermal growth factor receptor2，HER2）、c-myc 癌基因蛋白（c-myc）、纽约食管鳞状上皮癌抗原 1（New York esophageal squamous cell carcinoma antigen 1，NY-ESO-1）、G 抗原（GAGE）、黏蛋白 1（mucin protein 1，MUC1）、解旋酶（GBU4-5）】的血清与正常对照人群血清进行对比，结果表明单一抗体阳性率为 5% ～ 36%，诊断特异性为 96% ～ 100%，7 种抗体联合后检测敏感性增加至 76%，特异性提高到 92%，联合检测明显优于单个自身抗体检测。2011 年，Boyle 等对 6 种肿瘤自身抗体【P53、NY-ESO-1、GAGE、GBU4-5、膜联蛋白 1（Annexin 1，ANXA1）和性别决定区盒 Y 框 2 蛋白（sex determining region Y box 2，SOX2）】进行了临床检测，联合上述抗体能够明显增加肺癌检出率，这也就是 EarlyCDT Lung 检测系统的雏形。在 2012 年关于 EarlyCDT Lung 检测系统的进一步研究认为，P53、NY-ESO-1、GAGE、GBU4-5、SOX2、HuD 和 MAGE A4 联合后，检测敏感性及特异性有显著的提高。随后，Jett 等对 1613 例肺癌高危人群进行 EarlyCDT Lung 检测，其敏感性为 41%，并且在 EarlyCDT Lung 检测阳性的肺癌患者中，57% 为 Ⅰ 期或 Ⅱ 期。95% 自身抗体检测结果阳性且伴有 CT 改变的患者是肺癌。英国国家医疗服务体系（National Health Service，NHS）于 2012 年在苏格兰开展基于大型肺癌筛查 EarlyCDT Lung 检测项目，2015 年在世界肺癌大会（World Conference on Lung Cancer，WCLC）上公布了初步结果，EarlyCDT Lung 检测系统特异性 91%，敏感性 81%。2015 年，美国胸科协会（American Thoracic Society，ATS）也证实了此结果。2018 年，我国周彩存教授团队也发表了关于 7 种自身免疫抗体验证的结果，提示肺癌组抗体浓度高于肺部良性疾病组（$P < 0.01$），总体敏感性达 61%，特异性达 90%，另外对传统肿瘤标志物，自身抗体的检测在 I 期和 II 期肺癌患者中具有很高的敏感性（62% 和 59%）。由 Robertson 等与 Oncimmune 公司合作开发的肺癌自身抗体 EarlyCDT Lung 测试技术是基于 7 种在肺癌中表达的自身抗体联合 ELISA 测试，美国食品药品监督管理局（Food and Drug Administration，FDA）已于 2015 年 11 月批准此试剂盒上市，2016 年此试剂盒也在中国上市。2019 年 6 月 Oncimmune 公司宣布 NHS 在苏格兰开启的肺癌早筛研究已达到研究终点，2019 年 9 月第 20 届世界肺癌大会上，肺癌专家呼吁全球推广，基于肿瘤变异应答的肺癌自身抗体技术在肺癌早筛、早诊中的临床应用，2019 年更新的研究结果再次提示，肺癌自身抗体联合 LDCT 检查可以减少肺癌死亡率，还有观点认为除了在肺癌筛查中的潜力外，EarlyCDT Lung 测试还可以帮助医师确定肺结节是否潜在癌变，

从而帮助医师管理肺结节患者。

另有研究表明，肺癌激活经典的补体旁路途径，会产生补体激活旁路的降解产物 C4d，因此 C4d 有助于肺癌诊断和预后。来自西班牙应用医学研究组的 Daniel Ajona 等对一种稳定补体降解产物 C4d 进行了广泛的研究，提示肺癌通过激活自身免疫系统中的补体通路来产生 C4d。其中，早期肺癌患者的血浆中的 C4d 水平明显高于来自对照组血浆中的 C4d 水平。C4d 水平较高的癌症患者预后明显较 C4d 水平低的患者差，结果表明 C4d 在筛查环节可能会具有一定潜力。

综上所述，肺癌的血清学改变是多因素影响后的综合表现，在研究中发现更多肺癌相关特异性的指标，并将其加入到早筛系统中，能够明显提高系统整体敏感度和特异性，在与影像学综合评估中发挥其潜力和价值。

23. 新兴肺癌标志物的研究进展

随着研究的深入，新兴的肺癌筛查标志物涌现出来，研究主要针对包括 Wnt 通路，侵袭、转移、周期等相关通路，包括热休克蛋白 90α、Dickkopf-1、弹性蛋白片段等。

热休克蛋白 90α（heat shock protein 90α，HSP90α）是一种高度保守的腺嘌呤核苷，具有分子伴侣的功能和调控细胞增殖和分化的作用。正常状态的细胞 HSP90α 不分泌到细胞外，且含量低至细胞内总蛋白量的 2% ～ 3%，但在细胞发生恶变时，HSP90α 表达量增高，且与肿瘤细胞内的癌蛋白相互结合，维持癌蛋白的稳定性和致癌性，促进肿瘤细胞的迁移和侵袭。越来越多的研究表明，血浆中 HSP90α 可作为区分肺部良恶性疾病的有效标志物。

Dickkopf-1（重组人 Dickkopf 相关蛋白，DDK1）是一种分泌型糖蛋白，最初在胚胎发育过程中被发现。在 NSCLC 中 DKK1 与血管生成拟态呈正相关，并且上调上皮间质转化和肿瘤干细胞相关蛋白。还有研究表明，DKK1 为顺铂耐药表型的潜在标志物，并可能成为潜在的新型治疗靶标，以改善 NSCLC 对铂类药物的反应。

最新研究发现 Ⅰ～Ⅳ期 NSCLC 患者血清中由不同酶产生的弹性蛋白片段【ELM12（由 MMP-9 和 MMP-12 产生）、ELM7（由 MMP-7 产生），EL-NE（由中性粒细胞弹性蛋白酶产生）、EL-CG（由组织蛋白酶 G 产生）和 ELP-3（由蛋白酶 3 产生）】与健康对照组相比，ELM12、ELM7、EL-NE 和 EL-CG 均显著升高。另外，上述蛋白在肺癌的各个阶段均可检测到，但是这些标志物产生的机制还有待在后续的实验中进一步探索。

来自我国的研究发现 NSCLC 相关的血浆代谢小分子标志物，为皮质醇、皮质酮和 4- 甲氧基苯乙酸中的一种或多种，此研究计算出标志物含量范围，在此范围内可以提示肿瘤的发生。

研究认为血浆代谢小分子是一种新型生物标志物，相比传统蛋白生物标志物，其与疾病结局关联更强，不仅稳定、微创、易于检测，且定量精确。

另有研究研发出一种新策略，用转录组测序筛选早期 NSCLC 中外周白细胞作为早期诊断生物标志物。在早期 NSCLC 患者和健康个体之间鉴定了总共 358 个免疫相关的差异表达基因。最终结果表明外周白细胞中的 Orosomucoid-1（ORM1）表达受 TGF-β 调节，并由 TGF-β / Smad 信号通路介导，结论表明联合 ORM1 和 TGF-β 可作为早期 NSCLC 诊断的非常有潜力的临床生物标志物。

目前，能搜索到的新兴的肿瘤标志物有很多，但仍没有一项或一组肺癌特异性强、敏感性高的肺癌标志物出现，对于新兴肺癌标志物仍在探索中，仍是未来研究的重要方向之一。

24. 循环肿瘤细胞的研究进展

CTC 是从原发肿瘤或肿瘤转移部位脱落下来的进入循环系统的细胞。CTC 最早是在 19 世纪下叶出现的，近年来随着对 CTC 研究的深入，现已可从外周血中识别、分离和鉴定这些循环肿瘤细胞。2007 年，He 等在研究 CTC 和肺癌肿瘤负荷之间的关系，结果提示，随着肿瘤逐渐增大，CTC 的数量呈指数级别上升。在肿瘤发生的早期，循环系统中即可检测出 CTC，这也说明

中国医学临床百家

CTC 的数量与肿瘤负荷之间存在正相关。2016 年，Bayarri-Lara 等发现在随着 Ⅰ～Ⅲ 期可切除的 NSCLC 患者中 CTC 数量的升高，伴随着肺癌的复发和较差 DFS，同期 Crosbie 等的研究也得出了相似的结果。CTC 的数量是 SCLC 的独立危险因素，CTC 无论是在基线水平还是疾病进展过程中都与 PFS 和 OS 相关。

还有研究表明，CTC 与肿瘤分期密切相关，对肺癌诊断具有潜在的应用价值。很多研究证实，通过叶酸受体（folate receptor，FR）靶向 PCR CTC 检测技术，检测 NSCLC 患者、肺良性疾病患者和健康对照组外周血中 CTC 数量，分析 ROC 曲线发现，当选择 cut off 值为 8.70 FU/3 mL 时，诊断肺癌的敏感度为 79.6%，特异度为 88.2%，肺癌患者与非肺癌患者间 CTC 水平存在显著差异（$P < 0.0001$）。而且肺癌患者 CTC 水平与 TNM 分期相关，Ⅰ 期 NSCLC 患者的诊断敏感性达到 67.2%，Ⅱ 期、Ⅲ 期、Ⅳ 期患者阳性检出率分别为 69.4%、80.9% 和 100%，相较于传统肿瘤标志物，明显得到了更好的敏感性和阳性率。基于上述结果，FR 阳性 CTC 检测试剂盒已经获得中国国家食品药品监督管理局（China Food and Drug Administration，CFDA）批准，成为第一个上市的检测 CTC 的试剂盒。

英国曼彻斯特大学和伦敦大学学院的研究人员合作，探讨在早期 NSCLC 手术切除中细胞搜索到肺静脉 CTC（pulmonary vein CTC，PV-CTC）是否代表复发可能，结果发现出现在肿瘤切除和疾病复发前的 PV-CTC 扩散与患者复发风险密切相关，PV-CTC 是独立预后因子，不过对于 PV-CTC 的敏感性还需进一步的研究，从而为 PV-CTC 在早期 NSCLC 治疗中的潜在临床应用提供更多依据。

25. 循环核酸标志物在肺癌中的研究进展

循环核酸（circulating tumor DNA/RNA）是指存在血浆或血清等体液中的细胞外游离的 DNA 和 RNA，具体包括基因组 DNA、线粒体 DNA、mRNA、miRNA、lncRNA 等。鉴于其在血液、痰液等体液中可稳定存在，并能够实现连续检测，正逐渐作为具有显著发展潜力的新型无创肺癌生物标志物，并成为国内外学者的研究热点。

循环肿瘤 DNA（circulating tumor DNA，ctDNA）是肿瘤细胞体细胞 DNA 脱落或肿瘤细胞凋亡后释放进入循环系统。ctDNA 主要来源于坏死或凋亡的肿瘤细胞、循环肿瘤细胞、肿瘤细胞分泌等。1989 年，Stroun 等首次对肿瘤患者体内的 ctDNA 的序列进行了检测，在肿瘤患者体内的游离循环 DNA 上相继检测到 *KRAS*、*NRAS*、*P53*、*APC* 等基因的突变；1999 年，Vogelstein 和 Kinzler 通过数字 PCR 准确鉴定并量化突变片段。有研究比较 ctDNA 和传统肿瘤生物标志物之间的预测价值，结果提示，ctDNA 检测出 NSCLC 患者的阳性率为 63.2%，而传统肿瘤标志物检测的 NSCLC 患者阳性率为 49.3%。另外，一项研究分析肺癌患者术前血浆中 ctDNA（包括 CEA、CA19-9、CA125、CK19、CYFRA21-1、NSE 和 SCC），结果显示，用 ctDNA 检出率更高，阳性预测价值更高。一篇发表在 *Nature* 上的文章认为，仅凭 ctDNA 可能不足以在早期诊断肺癌，而多种肿瘤标志物结合的方式可能为诊断提供更全面的指导意见。近期，另一项刊登在 *Nature* 上的研究有望利用机器学习手段来检测人类患者机体中的早期肺癌，文章提示利用新型血液检测手段对血液样本中 ctDNA 进行筛查，随后研究者开始转向和训练机器学习系统模型，使其能够识别出与 NSCLC 相关的数据参数，对既定患者的肺癌风险进行有效评估。结果提示，这种机器学习系统发现了 63% 的肺癌 Ⅰ 期患者，目前仍无法替代 LDCT 对肺癌筛查的地位，但是可以作为辅助影像学的筛查手段。

microRNA（miRNA）是一类长 18 ～ 25 个核苷酸的非编码小分子 RNA，其作用是调控人类编码蛋白，肺癌患者体内某些 miRNA 会有显著变化，而且 miRNA 在人体血液中非常稳定，所以通过外周血定量检测 miRNA 成为肺癌早期诊断的新焦点。有研究表明，肺癌患者血清与健康人血清相比，miRNA 表达谱明显不同，肺癌患者血清中确实检测出 28 种正常血清中存在的 miRNA，另外，检测出正常血清中不存在的 63 种 miRNA。目前，研究与肺癌有关的 miRNA 包括：miR-29 家族、miR-34

家族、miR-17-5p、miR-17-3p、miR-18a、miR-19a、miR-20、miR-19b-1、miR-92、miR-128b、miR-7、miR-107、miR-185、miR-221、miR-222 等。Sozzi 等采用意大利多中心肺癌检测（multicenter Italian lung detection，MILD）系统，根据 24 种 miRNA 特征分类（miRNA signature classifier，MSC）将其分为高危（阳性）、中危（阳性）和低危（阴性）三组，将阳性和阴性区分开，对肺癌诊断的敏感性和特异性分别为 87% 和 81%，对诊断的阴性预测值为 99%，对死亡的预测值达到 99.86%，MILD 研究 LDCT 组的假阳性率为 19.4%，加入 MSC 后，其敏感度下降到 69%，但假阳性率下降至 3.7%。因此，在 LDCT 肺癌筛查的同时参考 MSC 的结果可以降低假阳性率。2019 年 11 月 25 日，日本某公司宣布其研发出一种新技术，能以 99% 的准确率从一滴血中检测出 13 种癌症，该技术是通过检测血液中的 miRNA 分子种类和浓度，能在较早期阶段发现肺癌、乳腺癌、胰腺癌、食管癌、胃癌等，其检测周期仅需要 2 小时，花费折合人民币仅有不到 1300 元，研究的具体细节已在 2019 年 12 月日本召开的日本分子生物学会中展示。

长链非编码 RNA（long non-coding RNA，lncRNA）一度被认为是无用的 RNA，但是近期研究发现，其参与表观遗传、转录及转录后调控等多种途径的基因调控，越来越多的证据表明，lncRNA 与 NSCLC 的关系密不可分。其中，研究较为广泛的包括致癌相关的 lncRNA：肺腺癌转移相关转录因子 1（metastasis-associated lung adenocarcinoma transcript 1，MALAT1）、结肠癌相关转录因子 2（colon cancer-associated transcript 2，CCAT2）、HOTAIR 及 AK12669。上述 lncRNA 的过表达可促 NSCLC 细胞生长、侵袭和转移。另外，还包括一些肿瘤抑制性 lncRNA：母系表达基因 3（maternally expressed gene 3，MEG3）、生长停滞特异性蛋白 6- 反义 RNA1（growth-arrest-specific gene 6-antisense RNA 1，GAS6-AS1）和 BRAF 激活的非编码 RNA（BRAF activated non-coding RNA，BANCR）。上述这些 lncRNA 的下调可促进 NSCLC 细胞无限增殖、转移和侵袭。目前，又发现了一种 lncRNA XLOC_009167 可以作为一种新型诊断生物标志物将肺癌与良性肺疾病区分开。

26. 痰液及尿液的检测为肺癌筛查开辟了新路

无论是血液还是 LDCT，都需要抽血或人体辐射，对人体多少有创伤。如果痰液或尿液中能够抓取肺癌的证据，为肺癌筛查提供非侵入性获取直接证据的手段，将会为肺癌的筛查带来很大的便利，减少对患者的创伤。

目前，新的痰液检查方法包括：①液基薄层细胞学制片技术，此技术可以更加有效地找到脱落的肿瘤细胞；② 24 小时痰液凝固沉渣切片检查，阳性率明显优于痰液涂片。上述两者的联合检查阳性率更高；③对痰液提取物制订的靶标（DNA、RNA或蛋白质）进行 PCR 鉴定等。

早在 2010 年有文章报道，将肺癌患者和对照组的痰液上清液进行了检测，提示肺癌患者痰液中补体 H 因子升高，且该因子在肺癌诊断中的灵敏性和特异性为 80% 和 88%。

在 2014 年，*Lung Cancer* 上发表的一篇文章，在两组中测试 DNA 高甲基化标记的 3 个基因：*RASSF1A*、*APC* 和 *CYGB*。结果提示，*RASSF1A* 是区分肺癌和对照组中敏感性和特异性是最好的，其敏感性和特异性分别为 41% ～ 52% 和 94%。

2016 年，一篇文章报道在痰液中检测小核仁 RNA（small nucleolar RNA，snoRNA），其中将 snoRD66 和 snoRD78 两种生物标志物绑定在一起鉴定肺癌的敏感性为 58%，特异性为 83.61%，可能对辅助肺癌诊断有一定的帮助。

2017 年，发表在 *Clinical Cancer Research* 上的一篇文章，从痰液中找到了 3 种基因（*TAC1*、*HOXA17* 和 *SOX17DNA*）甲基化的组合，联合这 3 种基因的甲基化水平评估，诊断肺癌的敏感性和特异性分别为 98% 和 71%，对于吸烟者来说，AUC 为 0.89（95% *CI*，0.79 ～ 0.99）。此文章认为可使用一组甲基化启动子基因基于痰液或血浆检测来获得早期肺癌的诊断学依据。文章提出此方法在临床应有的优势：①痰液和血浆的敏感性和特异性超过了大多数临床标准所要求的诊断标准；②可通过微量痰液或血浆进行 DNA 的检测；③辅助其他检查手段区分恶性结节和良性结节，从而解决当前肺癌筛查中假阳性率高的问题；④此方法基于 PCR，操作简单且经济实惠。

我国研究人员在 2017 年发表的 Meta 分析总结发现，痰标准中甲基化基因可用于肺癌的早期筛查和辅助检测。

2018 年，我国出现了首个早期肺癌痰液分子检测"费证清"，此检测方式通过了 CFDA 的批准，该技术通过对痰液中脱落细胞端粒酶逆转录酶亚基基因 mRNA 进行定性检测，辅助鉴别肺结节的良恶性，为肺癌的筛查和早期诊断提供了帮助。

对于尿液筛查肺癌的研究是非常罕见的，但是近期发表在 *Science Translational Medicine* 上的一篇文章却通过尿液检测金属蛋白酶来对小鼠的肺癌进行检测。研究者通过纳米传感器将肺内疾病和机器学习相结合，来检测小鼠模型中两种具有免疫能力的基因工程的局部疾病，证明了基于活性的纳米传感器对肺癌筛查的潜力。研究人员从癌症相关基因数据库中确定在肺癌中富含的蛋白酶，而后他们创建了一个由 14 种多肽涂层的纳米粒子组成的面板，可以与这些酶相互作用。纳米传感器通过在 *KRAS* 和 *Trp53* 突变型肺腺癌小鼠模型证实了金属蛋白酶在肺癌中的作用，并能够以 100% 的特异性和 81% 的敏感性准确检测局部疾病。并在另一模型中得到了进一步验证，是以 100% 的特异性和 95% 的敏感性检测出肺癌。此类无创、便捷的手段激励了更多相关传感器检测肺癌的临床开发。

27. 呼出气也能检测肺癌?

呼出气检测是一个大胆而具有挑战性的设想,不仅无创而且易获得,如果可以找到呼出气相关的生物学标志物或者气体构成比区分肺癌人群和正常人群,那么无创肺癌筛查将有无限前景。近些年,不少学者开始对呼出气筛查肺癌进行深入研究,利用呼出气体分析仪可以检测呼出气体中的多种氧化性应激及炎症标志物,而这些标志物广泛参与了呼吸系统疾病的发病过程。呼出气是由挥发性有机化合物(volatile organic compounds,VOCs)和气溶胶颗粒(非挥发性化合物)的冷凝物组成。研究人员将主要的精力集中于对 VOCs 的研究,VOCs 由细胞产生,释放后通过血液运输,通过不同的体液途径排除,包括呼气。与健康的细胞相比,肿瘤细胞具有不同的代谢途径,可能会从 VOCs 的检测中发现有别于正常细胞的产物。

关于呼出气研究已有 40 多年的历史,1971 年 Pauling 运用色谱法来检测呼出气的样本。1999 年,Phillips 等研究人员检测出人类呼出气中含有 3400 多种不同的挥发性化合物,呼出气混合物是人体代谢的体现,也就意味着对呼出气的检测,可以了解身体发生的变化。对于肺癌的研究最早的研究在 1985 年开展,许多学者认为单一呼出气成分无法成为肺癌早期诊断的依据,建议联合多种不同呼出气体有机化合物进行研究,2005 年,Poli 等研究不同分期(Ⅰa、Ⅰb 及Ⅱa 期)NSCLC 患者,检测 13 种呼出气体有机化合物，包含戊烷、辛烷、癸烷、2-甲基戊烷、苯和苯乙烯等，结果提示在早期肺癌筛查中的灵敏性为 72.2%，特异性为 93.6%。随后，陆续有十几篇文章针对呼出气挥发物的研究，结果均提示，呼出气挥发性有机物的组合及浓度与肺癌分期和疾病进展存在的关系，但是到目前为止仍未发现仅存在于肺癌患者呼出气中的化合物。

近年来，出现了一种非侵入性检查技术，呼出气通过接触温度低的平面形成水蒸气然后形成冷凝液，将此液体收集起来，称为呼出气冷凝液（exhaled breath condensate，EBC）。非挥发性化合物可通过此形式体现出来，其成分既包括机体的代谢产物、各种细胞因子、DNA 及蛋白质，又可能有肺癌相关的生物学标志物。Carpagnano 等发现 NSCLC 患者 EBC 中的白介素、细胞坏死因子（如 TNF-α）和瘦素水平较健康人群明显升高。另外，Dalaveris 等也发现了 TNF-α 在健康人和肺癌患者 EBC 中的表达水平是不同的，还发现肺癌晚期患者 EBC 中血管内皮生长因子（vascular endothelial growth factor，VEGF）的浓度比早期肺癌患者高。2017 年，研究人员分析了 EBC 中的蛋白质组学是否可以为肺癌的早期无创筛查提供有价值的肿瘤标志物，研究包括 192 例患者，将其分为肺癌组（48 例）、慢性阻塞性肺疾病组（46 例）、吸烟组（49 例）和对照组（49 例），发现这 4 组之间表达 348 种不同的蛋白，因此为 EBC 蛋白质组学开发提供了依据。

1982 年，研究人员利用传感器和模式识别系统再现人类感官的感知能力，从而开发出一种可以检测和识别气味的技术，称之为电子鼻，此类传感器是诊断肺癌有潜力的手段。然而，2019 年 5 月发表于 *Nanoscale* 上的一项研究，来源于埃克塞特大学开发的一种高敏感性的石墨烯生物传感器，能够检测最常见的肺癌生物标志物分子（乙醇、异丙醇和丙酮等）。石墨烯生物传感器彻底颠覆电子鼻装置，多层石墨烯生物传感器能够识别蒸汽和人类呼出气的特定成分，并分析出化学成分，用于判断疾病类型。该研究团队认为此手段可成为识别特定肺癌标志物的潜力，便捷且重复性好，同时环保、成本低廉，符合肺癌筛查的基本要求。此研究通过适当的图像化（对肺癌的早筛具有特异性和敏感性高的特点）来判断呼出气的特性，具有非常广阔的肺癌筛查前景及商业化潜力。

综上所述，呼出气 VOCs、EBC 及相关手段的研究仍在进行，呼出气中挥发性有机化合物用于肺癌诊断的研究较为广泛，而 EBC 相关的研究仍处于萌芽阶段，对于呼出气总体研究仍处于较初级阶段。现在发展的瓶颈主要有两方面：一方面是呼出气 VOCs 和 EBC 中肺癌患者于正常人之间的差异因子的探索；另一方面集中于呼出气 VOCs 和 EBC 检测的技术手段的革新。不过呼出气的应用在早期肺癌筛查中的前景非常广阔，因为其轻便的检测装置、低廉的检测价格及结果的易于判读，将会为肺癌筛查开拓出一片新的疆域。

NCCN 指南肺癌早期筛查

28. NCCN 指南给予的指导建议和诊断标准

NCCN 肺癌筛查指南是于 2011 年制定的，而后每年至少更新一次，主要陈述和更新的内容主要包括：①肺癌的危险因素；②建议高风险个体进行筛查的标准；③筛查出肺结节后的管理；④ LDCT 筛查方案和成像的准确性；⑤探讨 LDCT 筛查的优缺点。由于腺癌是 NSCLC 中最常见的病理类型，所以 NCCN 肺癌筛查指南主要针对腺癌。另外，肺癌筛查可能发现其他的疾病，如冠状动脉粥样硬化、主动脉瘤、肺部感染等。

随访在 NCCN 肺癌筛查中具有重要意义，为了确保影像学（LDCT）的质量，建议 LDCT 筛查项目应符合美国放射学院（American College of Radiology，ACR）的标准。ACR 为了提高 LDCT 的确诊率并减少 LDCT 的假阳性率，故而建立了肺癌影像学报告和数据系统（lung imaging reporting and data system，Lung-RADS）来标准化 LDCT 报告和管理。

NCCN 指南中指出，症状出现前通过筛查发现肺癌，那么诊断的前置时间等于从筛查发现到确诊的时间跨度。即使早期干预无法带来生存获益，被筛查者的生存率也会单纯的随着前置时间的增加而增加。长时间偏差是指一种趋势，用以筛查出较长时间无变化或很久后才出现症状确诊肺癌的情况，这可能是因为此类肺癌生长速度较慢或为惰性肿瘤。

多项随机对照试验包括：美国国家肺部筛查试验（the National lung screening trial，NLST）、荷兰—比利时随机肺癌筛查试验（Dutch-Belgian randomized lung cancer screening trail，NELSON）、英国肺癌筛查（the UK lung cancer screening，UKLS）、丹麦肺癌筛查试验（the Danish lung cancer screening trail，DLCST）和新型成像技术和分子印迹对肺癌早期的筛查项目（the detection and screening of early lung cancer by novel imaging technology and molecular essays，DANTE），建议在高危人群中进行 LDCT 检查。

NCCN 指南风险评估系统中纳入了如下标准：①吸烟史；②氡暴露；③职业暴露；④肿瘤史；⑤近亲属中的肺癌家族史；⑥烟雾暴露（二手烟）；⑦肺癌相关的症状或表现；⑧接受过放射治疗；⑨肺癌幸存者。根据上述纳入系统的标准，分为高危人群、中危人群、低危人群。

其中高危人群分为两组：①高危组1：年龄55～77岁且吸烟史≥30包-年或更多的吸烟者、戒烟<15年的吸烟者（一类证据），建议进行肺癌筛查（LDCT，一类证据）；②高危组2，年龄≥50岁，且吸烟史≥20年，目前仍吸烟或者既往吸烟并具有一种以上的附加风险因素（COPD、家族史、接受过放射治疗等）。

上述高危人群需在患者和医师共同决策下进行优势/风险评估，如通过初筛发现了实性结节≤5 mm，每年进行LDCT复查直到排除肺癌可能；6～7 mm每半年进行LDCT复查；8～14 mm 3个月复查LDCT或考虑PET/CT；≥15 mm，建议行胸部增强CT和（或）PET/CT检查，如果经过胸部增强CT和（或）PET/CT检查低度怀疑肺癌，建议3个月复查LDCT，高度怀疑肺癌，建议进行活检或手术切除，若活检或手术切除不是肺癌，建议每年复查LDCT直至排除肺癌可能，确诊肺癌的治疗参见NCCN肺癌指南。如果是实性支气管结节，建议1个月内再行LDCT检查，建议行支气管镜检查明确诊断。对于3～6个月复查LDCT的患者，如果结节没有变化，≤7 mm者建议每年复查LDCT；8～14 mm者每6个月复查LDCT；≥15 mm者每6个月复查LDCT或行PET/CT检查，如果仍无变化，建议每年行LDCT。若行PET/CT检查低度怀疑肺癌，建议6个月复查LDCT，高度怀疑肺癌，建议进行活检或手术切除，若活检或手术切除不是肺癌，建议每年复查 LDCT 直至排除肺癌可能，确诊肺癌的治疗参见 NCCN 肺癌指南。如果实性结节复查中发现了新的占位：≤ 3 mm 者，每年复查 LDCT；4 ~ 5 mm 者 6 个月复查 LDCT；6 ~ 7 mm 者 3 个月复查 LDCT；≥ 8 mm 行胸部增强 CT 和（或）PET/CT 检查。若原肿瘤增长＞ 1.5 mm，但仍≤ 7 mm，建议行 3 个月复查 LDCT，≥ 8 mm 建议行胸部增强 CT 和（或）PET/CT 检查。以上行增强 CT 或 PET/CT 检查低度怀疑肺癌，建议 3 个月复查 LDCT，高度怀疑肺癌，建议进行活检或手术切除，活检或手术切除不是肺癌，建议每年复查 LDCT 直至排除肺癌可能，确诊肺癌的治疗参见 NCCN 肺癌指南。

如果初筛发现部分实性结节，实性结节≤ 5 mm，每年进行 LDCT 复查直到排除肺癌可能；≥ 6 mm 且实性部分≤ 5 mm，每半年进行 LDCT 复查；≥ 6 mm 且实性部分 6 ~ 7 mm，3 个月复查 LDCT 或考虑 PET/CT 检查；如果实性成分≥ 8 mm，建议胸部增强 CT 和（或）PET/CT 检查，如果经过胸部增强 CT 和（或）PET/CT 检查低度怀疑肺癌，建议 3 个月复查 LDCT，高度怀疑肺癌，建议进行活检或手术切除，活检或手术切除不是肺癌，建议每年复查 LDCT 直至排除肺癌可能，确诊肺癌的治疗参见 NCCN 肺癌指南。对于 3 ~ 6 个月复查 LDCT 的患者，如果结节没有变化，≤ 5 mm 者建议每年复查 LDCT，≥ 6 mm 且实性部分 6 ~ 7 mm，每年复查 LDCT，≥ 6 mm 且实性成分≥ 8 mm

者，每6个月复查LDCT或行PET/CT检查，如果仍无变化，建议每年行LDCT。若行PET/CT检查低度怀疑肺癌，建议半年复查LDCT，高度怀疑肺癌，建议进行活检或手术切除，活检或手术切除不是肺癌，建议每年复查LDCT直至排除肺癌可能，确诊肺癌的治疗参见NCCN肺癌指南。如果复查中发现了新的占位：≤5 mm者，每半年复查LDCT。若原肿瘤实性部分增长＞1.5 mm，或新发结节，≥6 mm且实性部分≤3 mm，建议行3个月复查LDCT，实性成分≥4 mm建议行胸部增强CT和（或）PET/CT检查。以上行增强CT或PET/CT检查低度怀疑肺癌，建议3个月复查LDCT，高度怀疑肺癌，建议进行活检或手术切除，活检或手术切除不是肺癌，建议每年复查LDCT直至排除肺癌可能，确诊肺癌的治疗参见NCCN肺癌指南。

如果初筛发现非实性结节（磨玻璃结节），非实性结节≤19 mm，每年进行LDCT复查直到排除肺癌可能；≥20 mm者，每半年进行LDCT复查。随访期间发现新的非实性结节，≤19 mm者每年复查LDCT；≥20 mm者，半年复查LDCT，病情稳定则改为每年复查LDCT。随访期间病情稳定，≤19 mm者每年复查LDCT，≥20 mm者，每半年复查LDCT，疾病稳定改为每年复查。复查阶段结节增长＞1.5 mm，但结节仍≤19 mm者，每半年复查LDCT；≥20 mm者，每半年复查LDCT或考虑活检或手术切除，若活检或手术切除不是肺癌，建议每年复查LDCT直至排除肺癌可能，确诊肺癌的治疗参见 NCCN 肺癌指南。

如果初筛是发现多发非实性结节：纯非实性结节参见非实性结节复查；部分实性结节者参见部分实性结节复查。

如果随访或每年筛查 LDCT 发现可疑感染，建议 1 ～ 3 个月 LDCT 复查：部分缓解，建议 3 ～ 6 个月复查 LDCT 直到全部缓解或疾病稳定后，改为 1 年复查；完全缓解，建议每年复查 LDCT。如果持续 / 逐渐增大或不考虑感染可能者，同上述实性结节、部分实性结节、非实性结节和多发结节。

中危人群是指年龄≥ 50 岁，吸烟史≥ 20 年或二手烟暴露，且无附加其他危险因素。低危人群是年龄＜ 50 岁和（或）吸烟史＜ 20 年。中低危险人群不建议行 LDCT。

对于筛查年龄的界定，可能还会随着研究、试验的开展和跟进而改变。另外，从上述评估系统来看，纳入标准多集中于与肺癌有直接关系的因素中，但是近年来随着肺腺癌、女性人群等发病率的提升，除吸烟、二手烟等系统应考虑纳入更多的标准，减少"漏网之鱼"，从而使更多的人从中获益。

29. 肺癌早期筛查需要中国模式

根据上述 NCCN 指南指导肺癌筛查，不包括我国在内的筛查试验，因为我国目前仍缺乏大规模的 LDCT 筛查项目，进而缺乏中国特色的肺癌筛查指南。根据 NCCN 指南中肺癌筛查系统主要针对的是吸烟、二手烟、氡接触史等，而在我国越来越多不吸烟的患肺癌，尤其是女性，如果照搬 NCCN 指南，很大一部分患者会被漏掉。因此，我们需要中国数据来填补中国特色指南的空缺。

2013 年在上海开展基于社区肺癌高危人群 LDCT 筛查早期肺癌项目，这是我国基于社区的首个随机对照研究。该研究纳入 6717 例高危人群，分为 LDCT 筛查组和对照组，结果提示，LDCT 筛查组相较于对照组早期肺癌的检出率提高 74.1%，筛查高危人群的肺癌相关死亡下降了 20%，后续进一步随访仍在进行中。

随着对肺结节筛查、诊疗经验的不断积累，我国于 2015 年在中华医学会呼吸病学分会肺癌学组和中国肺癌防治联盟专家组的努力下，首次发布肺部结节诊治专家共识，并于 2018 年 10 月更新。《肺结节诊治中国专家共识（2018 年版）》主要在肺结节的定义、我国肺癌高危人群的界定、肺结节的影像诊断与鉴别诊断、随访与观察等方面进行了内容更新。在传统 "4P" 医学模式的基础上，2018 版共识增加了 "5P" 精准医学及液体活检的内容，这是为了更好地将遗传与环境差异相关的个体化肺癌筛查特点融入其中。与欧美国家相比，我国具有吸烟及被动吸烟人群比例较高、大气污染及肺癌发病年轻化的现状。建议将我国肺癌高危人群定义为年龄≥ 40 岁且具有以下任一危险因素：①吸烟

≥ 400 支 - 年（或 20 包 - 年），或曾经吸烟 ≥ 400 支 - 年（或 20 包 - 年），戒烟时间 < 15 年；②有环境或高危职业暴露史（如石棉、铍、铀、氡等接触史）；③合并 COPD、弥漫性肺纤维化或既往有肺结核病史者；④既往患恶性肿瘤或有肺癌家族史者，尤其一级亲属家族史。此外，还需考虑被动吸烟、烹饪油烟及空气污染等因素。

首先，我国专家组对于肺结节的定义为：影像学表现为直径 ≤ 3 cm 的局灶性、类圆形、密度增高的实性或亚实性肺部阴影，可为孤立性或多发性，不伴肺不张、肺门淋巴结肿大和胸腔积液。

其次，对于肺结节分类：①数量分类：2018 版共识在维持原有孤立性肺结节定义外，特别强调多发性肺结节的定义，即 2 个及 2 个以上的病灶定义为多发性肺结节。多发性肺结节的患者手术证实可存在多源性早期肺癌或癌前病变，临床需给予高度关注。但一般认为 > 10 个的弥漫性肺结节多为恶性肿瘤转移或良性病变（感染或非感染因素导致的炎症性疾病）所致；②大小分类：本 2018 版共识将原来的根据 8 mm 分类法更新为"直径 < 5 mm 者定义为微小结节，直径为 5 ～ 10 mm 者为小结节"。微小结节可在基层医院管理，小结节可在有诊治经验的医院管理，直径 > 10 ～ 30 mm 的肺结节则应尽早请有经验的专家诊治；③密度分类：实性结节和亚实性结节，亚实性结节有包括纯磨玻璃结节（pure ground-class nodule，pGGN）、磨玻璃密度和实性密度均有的混杂性结节（mixed ground-glass nudele，mGGN），后者也可称部分实性结节，这一更新不仅与其他协会的肺结节指南共识相一致，而且使得临床更有可操作性。本次更新加入了肺结节分级诊疗的概念，根据肺结节的直径进行分级治疗，最大限度优化医疗资源配置，将医疗配置有效并充分加以利用。

最后，重点是筛查人群和评估手段，筛查人群已经在前面章节进行了详细叙述，我国对于年龄的界定是在 40 岁，而不同于 NCCN 指南中的高危人群年龄的界定。这可能与我国的国情相关，在不同国家、不同地区肺癌的发病率和发病原因均不相同，依据我国肺癌发病特点及危险因素不同，确定了具有中国特色的筛查人群。除了年龄，还纳入了吸烟史、职业、慢性肺疾病史、个人史及家族肿瘤病史等临床信息作为判断肺结节良恶性的重要参考依据。2018 版共识推荐胸部 CT 扫描来提供肺结节的位置、大小、形态、密度、边缘及内部特征等信息，同时建议随访中检测一些传统肿瘤标志物，如 Pro-GRP、NSE、CEA、CYFRA21-1、SCC 等作为辅助诊断的依据。对于无法定性的直径 > 8 mm 的实性肺结节采取 PET/CT 检查来区分良恶性。非手术等活检，如气管镜检查、经胸壁肺穿刺活检术对肺结节的诊断提供诊断依据，最后可通过手术活检来明确诊断。

另外，2018 版共识新加入了肺结节的影像学诊断和鉴别诊断要点，推荐从"外观评估和内涵探查"双角度判断结节良恶性，外观评估包括结节大小、形态、边缘及瘤－肺界面，内部结构特征包括密度和结构等。如需要评估结节病灶内及周边与血管的关系，可通过 CT 增强扫描后进行分析、重建，结节血管征的出现有助于结节定性。本 2018 版共识明确提出对于 pGGN 和≤ 8 mm 的肺结节一般不推荐功能显像；对于不能定性的直径＞8 mm 的实性肺结节建议进行功能显像，推荐 PET/CT 检查区分良恶性。而定期随访对肺结节的良恶性鉴别诊断具有重要意义。

2018 版共识还提供了肺结节评估和处理原则，分为孤立性实性结节、孤立性亚实性结节和多发性肺结节。其中，孤立性肺结节又分为 8 ～ 30 mm 和≤ 8 mm 两组不同的评估和处理方式。NCCN 指南中提出针对 8 ～ 30 mm 者（图 15），单个不明原因结节直径＞ 8 mm 者，建议临床医师通过定性地使用临床判断和（或）定量地使用验证模型评估恶性肿瘤的预测概率（2C 级）。单个≤ 8 mm 者（图 16），单个实性结节直径≤ 8 mm 且无肺癌危险因素者，建议根据结节大小≤ 4 mm、4 ～ 6 mm、6 ～ 8 mm 分别采取选择性影像随访、12 个月后影像随访（如无变化，其后年度随访）、6 ～ 12 个月随访（无变化则 18 ～ 24 个月随访，如仍稳定，其后年度随访）3 种策略。

中国医学临床百家

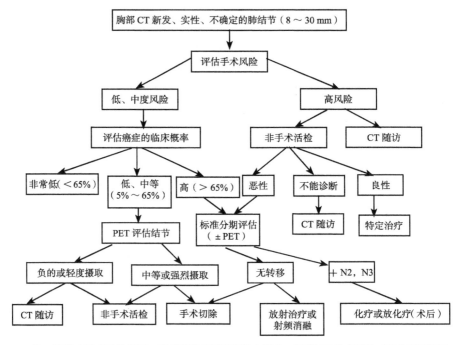

注：流程中手术活检步骤：手术并发症风险高的人群中，推荐 CT 检查随访（当临床恶性肿瘤的概率是低到中度）或非手术活检（当临床恶性肿瘤的概率是中到高度）。

图 15 8 ～ 30 mm 实性肺结节的临床管理流程

来源：2018 年 NCCN 指南。

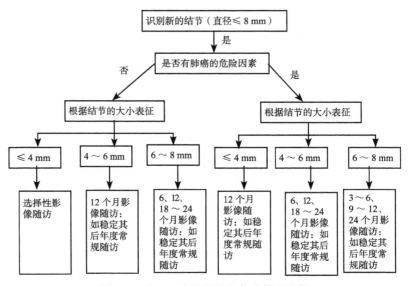

图 16 ≤ 8 mm 实性结节的临床管理流程

来源：2018 年 NCCN 指南。

孤立性亚实性肺结节的临床管理流程根据结节是否为 pGGN 或 mGGN 也做了细分。2018 版共识中指出：pGGN 以 5 mm 为界进行分类观察：pGGN 直径≤ 5 mm 者，建议在 6 个月随访胸部 CT，随后每年胸部 CT 随访。pGGN 直径＞ 5 mm 者，建议在 3 个月随访胸部 CT，随后行胸部 CT 年度随访；如果直径＞ 10 mm，需非手术活检和（或）手术切除（2C 级）。需注意的是，pGGN 的胸部 CT 随访应对结节处采用薄层平扫技术；如果结节增大（尤其是直径＞ 10 mm）或出现实性成分增加，通常预示为恶性转化，需进行非手术活检和（或）手术切除。对于 mGGN，除评估 mGGN 病灶大小外，其内部实性成分的比例更加重要。胸部 CT 中实性成分越多，提示侵袭性越强。与 pGGN 以 5 mm 为界进行分类观察不同，mGGN 是以 8 mm 为界进行分类观察。≤ 8 mm 者，建议在 3 个月、6 个月、12 个月和 24 个月进行胸部 CT 随访，无变化者随后转为常规年度随访；＞ 8 mm 者建议在 3 个月重复胸部 CT 检查，适当考虑经验性抗菌治疗。若结节持续存在，随后建议使用 PET/CT 检查、非手术活检和（或）手术切除进一步评估（2C 级）。随访中需要注意的是对于混杂性结节的胸部 CT 随访检查应对结节处采用病灶薄层平扫技术，如果混杂性结节增大或实性成分增多，通常提示为恶性，需考虑切除，而不是非手术活检。与中华医学会放射学分会心胸学组发布的《肺亚实性结节影像处理专家共识》建议 mGGN 实性成分≤ 5 mm 不推荐

PET/CT 有所不同，2018 版共识指出 PET/CT 检查不应该被用来描述实性成分 ≤ 8 mm 的混杂性病灶。

对于非孤立性多发性肺结节，评估中发现有 1 个占主导地位的结节和（或）多个小结节者，建议单独评估每个结节并考虑多学科会诊。

2018 版共识中还纳入了物联网技术辅助评估和管理系统，由于之前推荐了分级诊疗模式，但是各医院、各医师水平和经验的差别，导致早期的误诊率较高，所以通过物联网的手段对早期肺癌诊断和管理提供便捷。同时，对于提升和改善偏远地区卫生保健服务的专业水平也有一定帮助，并分别从采集信息、信息深度发掘和协助管理三个方面进行了分析和解读。

由于缺乏我国大样本循证医学的支持和统计分析的结果，目前的推荐级别比较低，当后续有大数据的支持和补充后，推荐根据结节大小的不同随访时间也就有了更可靠的依据。不过我们一直都在路上，近日在北京举行的"第九届中国肺癌南北高峰论坛"上，主题围绕《"健康中国 2030"规划纲要》，为推动中国控烟与肺癌防治、肺癌筛查早诊早治、肺癌规范临床诊疗提出更加具体的方案。峰会内容分别从我国城市肺癌筛查进展、中国肺癌流行趋势、吸烟与女性肺癌、中国城市全面无烟法规标准和进展、社会共治控烟等领域进行了学术交流，为肺癌筛查在中国进一步推广迈出重要一步。另外，此次论坛宣布启动"中国肿瘤基因图谱计划"，该项目由国家人类遗传资源中心组织，由具有肿瘤单病种临床诊疗特色的医院与高新技术企业协作，共同绘制中国肺癌基因图谱，为建立标准化的肿瘤多基因检测提供科学依据，使得更多肿瘤患者获益于肿瘤精准医疗技术的进步。来自美国的肿瘤基因图谱计划项目提出了肺癌基因图谱，然而目前仍缺乏具有我国特色的相关数据，因为东西方人种存在种族差异，相关的基因图谱肯定也是不同的，"中国肿瘤基因图谱计划"就是希望在我国范围内招募肺癌患者，绘制出中国肺癌基因图谱，为中国特色预防肺癌、治疗肺癌提供更为有价值的依据。

肺癌筛查存在的争议

30. LDCT 在早期肺癌筛查应用中的争议和问题

　　进行肺癌筛查的主要目的是对肺癌进行早期诊断，从而将患者治愈或者最大程度地延长患者生存时间。真正的目的在于降低肺癌患者的死亡率，同时最大程度地提高患者的生活质量。已经证实在高风险选择性人群中进行 LDCT 筛查，肺癌的死亡风险降低 20%，另外还能筛查出除肺癌外的其他疾病或肿瘤，而提高生活质量主要体现在降低疾病相关死亡率、降低治疗相关死亡率、促使筛查人群改变影响健康的生活方式、减少焦虑和心理负担。根据上述观点，LDCT 已经初步确立了肺癌筛查中的地位，也是目前肺癌筛查中的重要手段之一。但由于 LDCT 是影像学结果，还存在着很多敏感性、特异性等方面的问题。

　　NCCN 指南中指出，使用 LDCT 扫描筛查肺癌的可能或预期风险包括：①假阳性结果，导致不必要的测试，不必要的侵入性操作，甚至是手术，最终导致成本增加、生活质量下降等；②假阴性结果，本来已经有肺癌的征象，但存在假阴性的概率，最终可能会导致漏诊和延期治疗；③对于恶性程度极高的肿瘤，已转移，无法通过筛查获得有意义的生存获益，所以对于此类患者筛查是不必要的；④面临疾病过度诊断的风险；⑤可疑结果，导致额外检查，甚至侵入性检查；⑥辐射暴露；⑦诊断检查过程中造成的并发症。是否行 LDCT 筛查，首先要评估患者的一般情况，并通过此情况来判断患者是否需要进行该检查，也要和被筛查者交代其中的风险和价值，得到被筛查者的首肯方可进行。

首先，是 LDCT 的剂量问题，ACR 已认识到最小化用于肺癌筛查（Lung Cancer Screening，LCS）计算机断层扫描的辐射剂量的重要性。但是目前仍没有标准方案，剂量仍无法统一。因为，剂量涉及阳性率与敏感性的问题一直在权衡中，剂量提高阳性率可能会有所提高，但是却让人群暴露于不必要的辐射风险中，造成不必要伤害；剂量过低可能会导致阳性率的下降、敏感性的降低，可能会遗漏肺癌早期改变。LDCT 的剂量小于标准 CT 的剂量，但大于胸部 X 线的剂量。筛查后的某一部分被检查者可能面临进一步的 CT 扫描，也就意味着更多辐射的暴露。还有报道中提到，辐射可能导致少数人增加患乳腺癌、肺癌或甲状腺癌的风险，但目前无直接依据。综上所述，两者之间的平衡和剂量的选择是目前影像学研究的热点。

其次，尽管通过筛查能够很好地减少肺癌导致的死亡，但是需要对于 LDCT 利弊充分考虑，不仅要将早期筛查敏感性提升作为主要的目标，同时应该减少假阳性率问题，目前的筛查剂量和方案具有较高的假阳性率情况。过高的假阳性率，进一步导致了过度诊断、过度治疗的问题。随机临床试验结果显示，阳性结节可以看作为直径在 4 mm 及 4 mm 以上且无钙化，尽管展开严格随访，依然是存在假阳性患者无须进行的侵入性检查。LDCT 在保障高敏感性、低假阳性率前提下，对阳性结节科学的定义，同时对于小结节随访流程进行优化，增强鉴别结节良恶性功能，防止漏诊及减少不必要手术等。目前，对于 LDCT 筛查出的结节，通常采取的方法还是按照各大筛查指南的推荐进行结节的处理及随访，但是对于结节良恶性程度及随访时限、频率的判断，仍需要有经验的专家甚至团队来进行。这又提出了一个谁来筛查的问题。国际癌症协会提出，肺癌筛查需要一支训练有素且由肺癌相关领域的多学科专家共同组成的团队，包括放射科、呼吸科、胸外科、肿瘤科等多学科医师的密切合作。欧盟在 2017 年底提出的筛查建议同样提到了这一点。

最后，对于卫生经济学效益的争议，其本质是高危人群界定的问题，找到最适合的群体进行筛查，才能更好地提高阳性率、敏感度和经济学效益。目前，有团队进行新一轮的筛查项目，来进一步验证及优化筛选参数，以便更加准确地找到高危人群，达到最优的卫生经济学效益。

31. 肺癌筛查的意义

肺癌筛查是发现肺癌早期或癌前病变的重要途径，肺癌筛查的意义在于早发现、早诊断、早治疗，从而提高肺癌患者生存率。但曾发表在《英国医学杂志》的一篇文章指出，肿瘤筛查可能降低某种类型疾病的死亡率，但是不能降低人类的总死亡率，同时筛查会造成不必要的风险、经济负担及精神负担。肺癌筛查是否能救命，是一个宏观与微观之争的问题。

在癌症筛查随机试验中，有部分试验得出的结论是筛查与总体死亡率之间存在关系，但是大多数研究中疾病筛查并没有直接导致死亡率的变化。那么，肺癌的筛查是否会使患者的生存获益呢？ De Koning HJ 等进行的 NELSON 随机试验结果提示，CT 筛查肺癌高危男性组死于肺癌的风险较对照组降低了 26%，筛查组女性死亡率下降的更加明显。但目前仅有一些 Meta 分析，并没有队列或病例对照研究，非随机研究具有较为明显的局限性。

通过肺癌筛查发现早期恶性病变，可以为患者争取到宝贵的治疗机会。但当筛查的结果是肺部小结节时，也就是模棱两可之时，是最难做出判断、风险也相对增加的情况。有研究证明，将近过半的肺部小结节是良性的，对于终生未行肺癌筛查的人群，可能一直携带着小结节度过一生，而不会有任何的精神、经济负担，但是一些人通过筛查发现了肺小结节后，心中"念念不忘"并可能经过网络等途径获取小结节的相关信息，且定期复查，最终选择接受手术治疗或者活在肺癌的阴影之下。现在大多数人对于癌症的认识仍不够全面，很多人谈癌色变，认为自己患癌症后就陷入绝境等。而癌症和很多疾病一样，如糖尿病、高血压、高脂血症、慢性肾病等都属于慢性疾病，类似于"死刑缓期执行"，甚至很多患癌症的患者，最终是因为其他原因死亡，而并非癌症。但是查出患有癌症的人恰恰相反，自暴自弃、有病乱投医、产生不良情绪不在少数，最终导致肺癌筛查反而大大降低了患者的生命质量。

事实上，肺癌筛查指南在全球范围内实施非常缓慢。原因可能是如下几个方面：首先，公众缺乏对指南和肺癌筛查意义的了解；其次，可能是 LDCT 会出现较高的假阳性率。考虑到较高的假阳性率，医师可能会谨慎使用 LDCT 扫描进行筛查；最后，甚至有许多国家，筛查指南并没有普及，因为国与国之间的肺癌特点存在一定的差异，照搬 NCCN 指南可能存在一定的误差，所以部分国家在等待来自自己国家的科学数据，制定出的指南更加具有参考价值。

综上所述，科普肺癌相关的知识，让更多人了解肺癌，通过科技、医疗手段的迅猛发展，研发出更多可靠的、无创的、易获取的、敏感性更高的肺癌筛查手段，并研发出更多针对肺癌的药物、技术手段等让肺癌无处可逃，真正意义上让人类的总生存获益。

32. 肺癌筛查之我见

（1）人群的选择

肺癌患病风险随着年龄和累积暴露烟草量的增加而增加，戒烟后可减少肺癌发生的风险。NLST 研究入组标准：55 ～ 74 岁成年人，吸烟史超过 30 包－年，目前吸烟或戒烟不超过 15 年。美国预防医学工作组使用模型研究了不同的筛查间隔、年龄范围、吸烟史、戒烟时间预测筛查带来的益处和危害。55 ～ 80 岁成年人，吸烟史超过 20 包－年，目前吸烟或戒烟不超过 15 年的人群进行肺癌筛查预计带来的益处和危害比较合理。这个模型提示进行肺癌筛查，年龄可延至 80 岁。

肺癌筛查并不适合有基础疾病、高龄的人群。有基础疾病的个体筛查风险比获益高，不能接受外科手术治疗也不会从筛查中获益。

临床实践中，经 CT 检查发现 80 岁左右的患者发现早期病灶，高度怀疑为恶性，建议进行病灶穿刺，取得病理检查及基因检测可以采用靶向药物或精准放疗及射频消融治疗，也可以使患者获益。当然 80 岁是手术相对禁忌和化疗不会获益的年龄段。

我国的专家建议：吸烟指数大于 400，即使年龄 40 岁也应该列入高危人群。

（2）遗传的因素

根据美国防癌计划的经验提示，如果有直系亲属患有肺癌，筛查的年龄应该提前 15 年，也就是 55 岁减 15 年，40 岁开始筛查。这点顺应了肺癌出现年轻化的趋势。

（3）辐射的危害

LDCT 剂量标准的重要性。为了防止筛查给患者带来放射性危害，建议严格控制放射机构的剂量标准，要求更专业化。肺癌筛查使用低剂量 CT 技术而不使用较高剂量的 CT（类似于常规胸部 CT 扫描所用的技术）时是有益的，因为较高剂量的放射线可能引起的癌症几乎与通过筛查早期发现的癌症一样多。

所谓低剂量的 CT 筛查，就是为了达到看清胸部影像的最低剂量，按中国人的体质标准，1 次 LDCT 需要 3 mSv。普通胸部 CT 大约需要 15 mSv。这样 1 年做 3 次 LDCT 的追踪筛查是没有问题的。因为有文献报道，做 1 次心脏 CT 造影，男性增加 1/600 的患癌风险，女性增加 1/270 的患癌风险，但是年龄越大风险越小。

（4）ctDNA、CTC 的检测

目前最新研究提示，ctDNA 检测其结果很容易被白细胞的代谢产物混淆，造成错误，而 CTC 检测有报道称可以早于肿瘤临床前发现10个月。典型的病例是一个手术早期肺癌的患者，术后6年随访时发现多个肿瘤标志物持续增高，LDCT和PET/CT检查均未发现复发病灶，但是CTC检测明显增高，由于患者肾功能不好，我们为患者做了自身免疫治疗，很快所有肿瘤标志物均回归正常。说明临床医师的经验与现代科学技术的结合是多么的重要。

（5）过度诊断

在发现可疑肿瘤病变的时候，尽管有研究表明，筛查出早期肺癌的一个不足是过度诊断，就是其中10%～12%的患者的癌症病变是惰性的，如果不予理睬，一生都不会给患者带来危害。我们做个假设，如果患者的双亲都活到80～90岁高龄，患者可能有长寿基因，那么可以建议在适合手术的年龄施行手术切除，这样可以避免高龄后肿瘤进展而失去手术根治的机会。

（6）临床上遇到生长缓慢的亚临床病灶，可以追踪观察，不必匆忙手术

临床上遇到过一个患者，刚刚被任命了新的职务，LDCT检查发现磨玻璃结节，根据随追踪其生长非常缓慢，临床经验告诉我们，这是个具有惰性生长的病变，与患者沟通，可以半年检查1次LDCT，连续追踪6年，后病变缓慢增大，随即进行了手术切除，病变为早期，既得到了满意的治疗，也完成了工作使命而退休，结局圆满。

中国医学临床百家

（7）2013 年 WHO 将空气污染明确定为致癌物，英国曾报道 10% 的肺癌患者是因为空气污染

由于我国工业的迅猛发展，往往空气治理没有跟上，造成多个城市的空气质量下降，建议在空气污染严重的城市，55 岁以上的人群也应该被视作高危人群进行 LDCT 年检。但是，究竟如何判定空气污染的标准和持续的时间还需要做进一步的研究。但其污染可以影响肺癌患者的生存期，尤其是对早期肺癌患者，已经引起专家学者的重视，也就是说即使肺癌是早期并经过治疗，如果空气环境仍然很糟，仍然会使疾病复发。研究表明，早期局部性肺癌经过治疗后如果生活在 PM2.5（$\geq 16\ \mu g/m^3$）的空气环境中平均生存 2.4 年。如果生活在 PM2.5（$< 10\ \mu g/m^3$）的空气环境中平均生存 5.7 年。足见空气污染也是引起肺癌的高危因素。

（8）提高专科医师的诊断水平

医师的临床实践经验十分重要，应该对专科医师，尤其是胸外科医师进行肺癌筛查的培训学习。临床上遇到过 3 例患者，慕名去找同 1 个资深的外科专家就诊，均是磨玻璃结节，当即都做了手术，切除了肺叶。结果只有 1 例是癌症，其他 2 例均是良性病变。这 2 例良性病变就应该属于过度治疗。还有 1 例患者，2 年前体检胸部 X 线片提示没有问题。2 年后发现肺上大小约 3 cm 的肿瘤并已经出现转移，患者十分无法理解，他将体检时的胸部 X 线片拿给肿瘤科专家看便发现问题，但是这属于"马后炮"。

因为，LDCT 才是肺癌筛查的金标准。普通体检、常规体检的胸部 X 线片常会遗漏微小隐秘的早期肺癌病灶，况且阅片的多不是肿瘤专科医师，这如同普通人和警察抓小偷是有很大技术差异的。临床实践告诉我们，一般性的常规体检与早期肺癌筛查是不能相提并论的，其要点要看是否做了 LDCT 检查。复杂而系统的肺癌筛查工作一定需要有经验的医师把关。

（9）肺癌筛查给患者带来的焦虑

不可否认，在 LDCT 筛查中，由于薄层扫描非常容易发现肺部的微小病灶，虽然这些病灶大部分是良性的，但是由于癌症科普工作还不到位，社会中的"惧癌""恐癌"思想非常普遍，以至于 LDCT 发现一点情况都会给患者带来精神上的压力。临床上遇到过这样的患者，在得知自己肺部发现磨玻璃病灶，怀疑是肿瘤时，精神几近崩溃，当场晕倒。当然这只是极端的例子，也说明学术界仍然对 LDCT 筛查的利弊存在争论。也提醒医师在给患者做筛查时应该注意为患者解释清楚，避免给患者精神上带来不必要的损害。

（10）要求胸外科医师提高诊断治疗水平

肺癌被早期发现了之后，胸外科医师如何制订最佳手术方案，如何针对每一个患者的特点进行手术治疗，这也是考验每一个医师的经验技术水平。外科领域的规则是对手术不光是要看能不能做，而是更强调如何做。这需要外科医师的手术技能和丰富的临床经验。

对于有条件的患者，在不好决定如何治疗的情况下，可以找3 位及 3 位以上同级别的医师会诊，然后背靠背表决，选择 2 位医师（多数）的共同建议决定如何治疗，这样更符合循证医学的特点（争议和共识）。临床上的难题需要会诊，在众多的经验中找共识，就是这个道理。当然，找肿瘤专科医师进行诊断治疗更是一种最佳的选择。

人类在进步，科学在发展。我们想象在不久的将来，通过分子生物学、基因水平的检测，在肿瘤细胞表观遗传阶段就能被发现，而且能够进行干预治疗，使其中断肿瘤的演化进程那将是多么振奋人心的进步。相信这一天一定会到来。

33. 肺癌筛查之展望

肺癌筛查的目的在于发现微小病变，并将其扼杀在摇篮中，然而戒烟、改变生活习惯、强身健体是将疾病防患于未然的重要手段。

根据 2019 年 5 月中国疾病预防控制中心针对 2018 年中国成人烟草调查，其针对 15 岁及 15 岁以上非集体居住居民开展，旨在了解我国烟草流行现状及控烟政策的实施情况，进而推动实现"健康中国 2030"的控烟目标。其结果提示 15 岁及 15 岁以上人群吸烟率为 26.6%，男性比例明显高于女性，农村和城市比例差距不大。非吸烟者二手暴露比例为 68.1%，主要集中的地点为网吧、酒吧、餐馆、咖啡馆、茶馆、大学、出租车等。86% 的人认为吸烟会引起严重的疾病，如肺癌、心血管疾病、阳痿等。另有 71.4% 的人认为二手烟可以引起儿童肺疾病、肺癌、心血管疾病等。尝试戒烟的前三位原因：①担心继续吸烟影响身体健康；②已经患病；③家人反对吸烟。不难看出，大家对于吸烟的危害已经有较广泛和深入的了解。有文献报道，不吸烟的人平均寿命要比吸烟的人寿命延长 9 年。

如前所述，肺癌与多种因素有关，但是同时暴露于同种或多种因素中，每个人患肺癌的概率确是不同的，很大程度上与遗传、生活习惯、锻炼等密不可分，而上述因素都与人体免疫息息相关。笔者认为，有足够强大的免疫系统，才能让我们的身体免于外来危险因素的影响，所以从我做起，改善自己的身体素质，增加自身免疫系统的功能，才能真正意义上克服各种疾病的发生发展（图 17）。

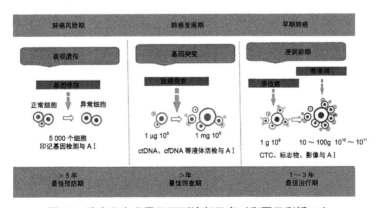

图 17 肺癌发生发展及预测诊断示意（彩图见彩插 15）

来源：中国肺癌防治联盟，中华医学会呼吸病学分会肺癌学组，中国医师协会呼吸医师分会工作委员会．肺癌筛查与管理中国专家共识．国际呼吸杂志，2019，39（21）：1604-1615.

正像美国专家 Dr. Allen（艾伦博士）所说："癌症是可以通过科学手段来预防的，而免疫细胞功能的提升，则是癌症预防的突破点。"平均而言，每个人身上每天有 10 000 个变异的细胞，其中大部分都是肿瘤细胞。如果免疫力下降，只要有 1 个肿瘤细胞逃脱了被绞杀的命运，短短 31 天内，就会长成直径为 1 mm 左右的肿瘤。因此，提高免疫力是预防癌症的关键所在。无论你的生活作息和饮食多么规律和科学，每天癌细胞的发生，仍然是不可避免的。只有提高免疫力，才能让机体远离癌症的威胁。同样，即使家族具有癌症易发的情况存在，只要机体的免疫力足够强大，同样可以实现癌症的预防。

近年来，表观遗传学、液体活检和肿瘤生物标志物等肺癌检测技术的进步为肺癌筛查早期诊断、早期治疗增添了新的手段，使我们有希望能够动态跟踪肿瘤细胞的变化，以便监测其随病程或治疗发生的高度异质性，进而配合筛查和制订精准个体化治疗方案。最佳筛查期是亚临床肺癌阶段，这一阶段临床及影像学尚未发现异常，而表观遗传学及基因相关分子标志物已经可以被检测到。这无疑对以"液体活检"为基础的肺癌标志物筛查提出更高要求。

如果我们能够在肿瘤细胞的表观遗传或者基因刚刚有肿瘤基因突变的时候就能发现并给予一定的干预治疗，将是非常理想的事情，那将是癌症丧钟彻底敲响，人类战胜癌症的最终胜利时刻。我们期待这一天的到来。

参考文献

1. BRAY F, FERLAY J, SOERJOMATARAM I, et al. Global cancer statistics 2018: GLOBOCAN estimates of incidence and mortality worldwide for 36 cancers in 185 countries. CA Cancer J Clin, 2018, 68 (6): 394-424.

2. LI L, NG S R, COLÓN C I, et al. Identification of DHODH as a therapeutic target in small cell lung cancer. Sci Transl Med, 2019, 11 (517): 7852.

3. KUCAB J E, ZOU X, MORGANELLA S, et al. A compendium of mutational signatures of environmental agents. Cell, 2019, 177 (4): 821-836.

4. WANG F X, CHEN K, HUANG F Q, et al. Cerebrospinal fluid-based metabolomics to characterize different types of brain tumors. J Neurol, 2020, 267 (4): 984-993.

5. DAI J, LV J, ZHU M, et al. Identification of risk loci and a polygenic risk score for lung cancer: a large-scale prospective cohort study in Chinese populations. Lancet Respir Med, 2019, 7 (10): 881-891.

6. BLANC-LAPIERRE A, ROUSSEAU M C, WEISS D, et al. Lifetime report of perceived stress at work and cancer among men: a case-control study in Montreal, Canada. Prev Med, 2017, 96: 28-35.

7. KENNEDY B, VALDIMARSDÓTTIR U, SUNDSTRÖM K, et al. Loss of a parent and the risk of cancer in early life: a nationwide cohort study. Cancer Causes Control, 2014, 25 (4): 499-506.

8. WANG A, QIN F, HEDLIN H, et al. Physical activity and sedentary behavior in relation to lung cancer incidence and mortality in older women: The Women's Health Initiative. Int J Cancer, 2016, 139 (10): 2178-2192.

9. PEDERSEN L, IDORN M, OLOFSSON G H, et al. Voluntary running

suppresses tumor growth through epinephrine- and IL-6-dependent NK cell mobilization and redistribution. Cell Metab, 2016, 23（3）: 554-562.

10. WIEL C, LE GAL K, IBRAHIM M X, et al. BACH1 stabilization by antioxidants stimulates lung cancer metastasis. Cell, 2019, 178（2）: 330-345.

11. COHEN A J, BRAUER M, BURNETT R, et al. Estimates and 25-year trends of the global burden of disease attributable to ambient air pollution: an analysis of data from the Global Burden of Diseases Study 2015. Lancet, 2017, 389（10082）: 1907-1918.

12. WEI H, LIANG F, CHENG W, et al. The mechanisms for lung cancer risk of PM2.5: induction of epithelial-mesenchymal transition and cancer stem cell properties in human non-small cell lung cancer cells. Environ Toxicol, 2017, 32（11）: 2341-2351.

13. MARCUS P M, BERGSTRALH E J, FAGERSTROM R M, et al. Lung cancer mortality in the Mayo Lung Project: impact of extended follow-up. J Natl Cancer Inst, 2000, 92（16）: 1308-1316.

14. NAIDICH D P, MARSHALL C H, GRIBBIN C, et al. Low-dose CT of the lungs: preliminary observations. Radiology, 1990, 175（3）: 729-731.

15. HENSCHKE C I. Early lung cancer action project: overall design and findings from baseline screening. Cancer, 2000, 89（11）: 2474-2482.

16. OKEN M M, HOCKING W G, KVALE P A, et al. Screening by chest radiograph and lung cancer mortality: The Prostate, Lung, Colorectal, and Ovarian（PLCO）randomized trial. JAMA, 2011, 306（17）: 1865-1873.

17. BACH P, JETT J, PASTORINO U, et al. Computed tomography screening and lung cancer outcomes. Rev Port Pneumol, 2007, 13（6）: 888-890.

18. WANG X, LEADER J K, WANG R, et al. Vasculature surrounding a nodule: a novel lung cancer biomarker. Lung Cancer, 2017, 114: 38-43.

19. KOVALCHIK S A, TAMMEMAGI M, BERG C D, et al. Targeting of low-

dose CT screening according to the risk of lung-cancer death. N Engl J Med，2013，369（3）：245-254.

20. ASHRAF H，DIRKSEN A，LOFT A，et al. Combined use of positron emission tomography and volume doubling time in lung cancer screening with low-dose CT scanning. Thorax，2011，66（4）：315-319.

21. BASTARRIKA G，GARCÍA-VELLOSO M J，LOZANO M D，et al. Early lung cancer detection using spiral computed tomography and positron emission tomography. Am J Respir Crit Care Med，2005，171（12）：1378-1383.

22. PASTORINO U，BELLOMI M，LANDONI C，et al. Early lung-cancer detection with spiral CT and positron emission tomography in heavy smokers：2-year results. Lancet，2003，362（9384）：593-597.

23. PASIC A，BROKX H A，COMANS E F，et al. Detection and staging of preinvasive lesions and occult lung cancer in the central airways with ^{18}F-fluorodeoxyglucose positron emission tomography：a pilot study. Clin Cancer Res，2005，11（17）：6186-6189.

24. MEIER-SCHROERS M，HOMSI R，SKOWASCH D，et al. Lung cancer screening with MRI：results of the first screening round. J Cancer Res Clin Oncol，2018，144（1）：117-125.

25. MORI T，NOMORI H，IKEDA K，et al. Diffusion-weighted magnetic resonance imaging for diagnosing malignant pulmonary nodules/masses：comparison with positron emission tomography. J Thorac Oncol，2008，3（4）：358-364.

26. ZHANG J，CUI L B，TANG X，et al. DW MRI at 3. 0 T versus FDG PET/CT for detection of malignant pulmonary tumors. Int J Cancer，2014，134（3）：606-611.

27. WU S，TURNER K M，NGUYEN N. et al. Circular ecDNA promotes accessible chromatin and high oncogene expression. Nature，2019，575（7784）：699-703.

28. MORTON A R, DOGAN-ARTUN N, FABER Z J, et al. Functional enhancers shape extrachromosomal oncogene amplifications. Cell, 2019, 179（6）: 1330-1334.

29. HERBST R S, MORGENSZTERN D, BOSHOFF C. The biology and management of non-small cell lung cancer. Nature, 2018, 553（7689）: 446-454.

30. Integrative Analysis of Lung Cancer Etiology and Risk（INTEGRAL）Consortium for Early Detection of Lung Cancer, GUIDA F, SUN N, et al. Assessment of lung cancer risk on the basis of a biomarker panel of circulating proteins. JAMA Oncol, 2018, 4（10）: 182078.

31. CHAPMAN C J, MURRAY A, MCELVEEN J E, et al. Autoantibodies in lung cancer: possibilities for early detection and subsequent cure. Thorax, 2008, 63（3）: 228-233.

32. BOYLE P, CHAPMAN C J, HOLDENRIEDER S, et al. Clinical validation of an autoantibody test for lung cancer. Ann Oncol, 2011, 22（2）: 383-389.

33. CHAPMAN C J, HEALEY G F, MURRAY A, et al. EarlyCDT®-Lung test: improved clinical utility through additional autoantibody assays. Tumour Biol, 2012, 33（5）: 1319-1326.

34. JETT J R, PEEK L J, FREDERICKS L, et al. Audit of the autoantibody test, EarlyCDT®-lung, in 1600 patients: an evaluation of its performance in routine clinical practice. Lung Cancer, 2014, 83（1）: 51-55.

35. REN S, ZHANG S, JIANG T, et al. Early detection of lung cancer by using an autoantibody panel in Chinese population. Oncoimmunology, 2017, 7（2）: 1384108.

36. SALIM H, ZONG D, HÅÅG P, et al. DKK1 is a potential novel mediator of cisplatin-refractoriness in non-small cell lung cancer cell lines. BMC Cancer, 2015, 15: 628.

37. THORLACIUS-USSING J，KEHLET S N，RONNOW S R，et al. Non-invasive profiling of protease-specific elastin turnover in lung cancer：biomarker potential. J Cancer Res Clin Oncol，2019，145（2）：383-392.

38. CHEMI F，ROTHWELL D G，MCGRANAHAN N，et al. Pulmonary venous circulating tumor cell dissemination before tumor resection and disease relapse. Nat Med，2019，25（10）：1534-1539.

39. CHEN K，ZHANG J，GUAN T，et al. Comparison of plasma to tissue DNA mutations in surgical patients with non-small cell lung cancer. J Thorac Cardiovasc Surg，2017，154（3）：1123-1131.

40. ABBOSH C，BIRKBAK N J，WILSON G A，et al. Phylogenetic ctDNA analysis depicts early-stage lung cancer evolution. Nature，2017，545（7655）：446-451.

41. SOZZI G，BOERI M，ROSSI M，et al. Clinical utility of a plasma-based miRNA signature classifier within computed tomography lung cancer screening：a correlative MILD trial study. J Clin Oncol，2014，32（8）：768-773.

42. JIANG N，MENG X，MI H，et al. Circulating lncRNA XLOC_009167 serves as a diagnostic biomarker to predict lung cancer. Clin Chim Acta，2018，486：26-33.

43. HUBERS A J，VAN DER DRIFT M A，PRINSEN C F，et al. Methylation analysis in spontaneous sputum for lung cancer diagnosis. Lung Cancer，2014，84（2）：127-133.

44. SU J，LIAO J，GAO L，et al. Analysis of small nucleolar RNAs in sputum for lung cancer diagnosis. Oncotarget，2016，7（5）：5131-5142.

45. HULBERT A，JUSUE-TORRES I，STARK A，et al. Early detection of lung cancer using DNA promoter hypermethylation in plasma and sputum. Clin Cancer Res，2017，23（8）：1998-2005.

46. LIU D，PENG H，SUN Q，et al. The indirect efficacy comparison of DNA

中
国
医
学
临
床
百
家

methylation in sputum for early screening and auxiliary detection of lung cancer: a meta-analysis. Int J Environ Res Public Health, 2017, 14（4）: 679.

47. MARZORATI D, MAINARDI L, SEDDA G, et al. A review of exhaled breath: a key role in lung cancer diagnosis. J Breath Res, 2019, 13（3）: 034001.

48. LUO Y H, LUO L, WAMPFLER J A, et al. 5-year overall survival in patients with lung cancer eligible or ineligible for screening according to US Preventive Services Task Force criteria: a prospective, observational cohort study. Lancet Oncol, 2019, 20（8）: 1098-1108.

49. BENSON A B, VENOOK A P, AL-HAWARY M M, et al. Small bowel adenocarcinoma, version 1. 2020, NCCN clinical practice guidelines in oncology. J Natl Compr Canc Netw, 2019, 17（9）: 1109-1133.

50. MOYER V A, U. S. Preventive Services Task Force. Screening for lung cancer: U. S. preventive services task force recommendation statement. Ann Intern Med, 2014, 160（5）: 330-338.

51. National Lung Screening Trial Research Team, ABERLE D R, ADAMS A M, et al. Reduced lung-cancer mortality with low-dose computed tomographic screening. N Engl J Med, 2011, 365（5）: 395-409.

52. KONING H J, MEZA R, PLEVRITIS S K, et al. Benefits and harms of lung cancer screening: modeling strategies for the U. S. Preventive Services Task Force. Ann Intern Med, 2014, 160（5）: 311-320.

53. National Lung Screening trial Research Team, CHURCH T R, BLACK W C, et al. Results of initial low-dose computed tomographic screening for lung cancer. N Engl J Med, 2013, 368（21）: 1980-1991.

54. PINSKY P F, CHURCH T R, IZMIRLIAN G, et al. The national lung screening trial: results stratified by demographics, smoking history, and lung cancer histology. Cancer, 2013, 119（22）: 3976-3983.

55. JAKLITSCH M T, JACOBSON F L, AUSTIN J H, et al. The American Association for Thoracic Surgery guidelines for lung cancer screening using low dose computed tomography scans for lung cancer survivors and other high-risk groups. J Thorac Cardiovasc Surg, 2012, 144（1）: 33-38.

56. WENDER R, FONTHAM E T, BARRERA E J, et al. American Cancer Society lung cancer screening guidelines. CA Cancer J Clin, 2013, 63（2）: 107-117.

57. KANODRA N M, SILVESTRI G A, TANNER N T. Screening and early detection efforts in lung cancer. Cancer, 2015, 121（9）: 1347-1356.

58. LOOMIS D, HUANG W, CHEN G. The International Agency for Research on Cancer（IARC）evaluation of the carcinogenicity of outdoor air pollution: focus on China. Chin J Cancer, 2014, 33（4）: 189-196.

59. BURNETT R, POPE C, EZZATI M, et al. An integrated risk function for estimating the global burden of disease attributable to ambient fine particulate matter exposure. Environ Health Perspect, 2014, 122（4）: 397-403.

60. HAMRA G, GUHA N, COHEN A, et al. Outdoor particulate matter exposure and lung cancer: a systematic review and meta-analysis. Environ Health Perspect, 2014, 122（9）: 906-911.

61. HAMRA G B, LADEN F, COHEN A J, et al. Lung cancer and exposure to nitrogen dioxide and traffic: a systematic review and meta-analysis. Environ Health Perspect, 2015, 123（11）: 1107-1112.

62. FISCHER P H, MARRA M, AMELING C B, et al. Air pollution and mortality in seven million adults: The Dutch Environmental Longitudinal Study（DUELS）. Environ Health Perspect, 2015, 123（7）: 697-704.

63. XU X, HA S, KAN H, et al. Health effects of air pollution on length of respiratory cancer survival. BMC Public Health, 2013, 13（1）: 1-9.

64. GOLDBERG D W, COCKBURN M G. The effect of administrative boundaries

and geocoding error on cancer rates in California. Spat Spatiotemporal Epidemiol, 2012, 3（1）: 39-54.

65. TURNER M C, KREWSKI D, POPE C A , et al. Long-term ambient fine particulate matter air pollution and lung cancer in a large cohort of never-smokers. Am J Respir Crit Care Med, 2011, 184（12）: 1374-1381.

66. RAASCHOU-NIELSEN O, ANDERSEN Z J, BEELEN R, et al. Air pollution and lung cancer incidence in 17 European cohorts: prospective analyses from the European Study of Cohorts for Air Pollution Effects（ESCAPE）. Lancet Oncol, 2013, 14（9）: 813-822.

67. JERRETT M, BURNETT R, BECKERMAN B, et al. Spatial analysis of air pollution and mortality in California. Am J Respir Crit Care Med, 2013, 188（5）: 593.

68. HOREWEG N, VAN ROSMALEN J, HEUVELMANS M A, et al. Lung cancer probability in patients with CT detected pulmonary nodules: a prespecified analysis of data from the NELSON trial of low-dose CT screening. Lancet Oncol, 2014, 15（12）: 1332-1341.

69. MEYER M G, HAYENGA J W, NEUMANN T, et al. The Cell-CT 3-dimensional cell imaging technology platform enables the detection of lung cancer using the noninvasive LuCED sputum test. Cancer Cytopathol, 2015, 123（9）: 512-523.

70. MONTANI F, MARZI M J, DEZI F, et al. MiR-Test: a blood test for lung cancer early detection. J Natl Cancer Inst, 2015, 107（6）: 63.

71. XING L, SU J, GUARNERA M A, et al. Sputum micro RNA biomarkers for identifying lung cancer in indeterminate solitary pulmonary nodules. Clin Cancer Res, 2015, 21（2）: 484-489.

72. SILVESTRI G A, VACHANI A, WHITNEY D, et al. A bronchial genomic classifier for the diagnostic evaluation of lung cancer. N Engl J Med, 2015, 373（3）: 243-251.

73. PATZ EF J R, GRECO E, GATSONIS C, et al. Lung cancer incidence and mortality in National Lung Screening Trial participants who underwent low-dose CT prevalence screening: a retrospective cohort analysis of a randomised, multicentre, diagnostic screening trial. Lancet Oncol, 2016, 17（5）: 590-599.

74. MA J, WARD E M, SMITH R, et al. Annual number of lung cancer deaths potentially avertable by screening in the United States. Cancer, 2013, 119（1）: 1381-1385.

75. TORRE L A, BRAY F, SIEGEL R L, et al. Global cancer statistics, 2012. CA Cancer J Clin, 2015, 65（2）: 87-108.

76. JEMAL A, BRAY F, CENTER M M, et al. Global cancer statistics. CA Cancer J Clin, 2011, 61（2）: 69-90.

77. ABERLE D R, DEMELLO S, BERG C D, et al. Results of the two incidence screenings in the National Lung Screening Trial. N Engl J Med, 2013, 369（10）: 920-931.

78. TRAVIS W D, BRAMBILLA E, NOGUCHI M, et al. International association for the study of lung cancer/American Thoracic Society/European Respiratory Society international multidisciplinary classification of lung adenocarcinoma. J Thorac Oncol, 2011, 6（2）: 244-285.

79. LOOMIS D, GUHA N, HALL A L, et al. Identifying occupational carcinogens: an update from the IARC Monographs. Occup Environ Med, 2018, 75（8）: 593-603.

80. DELVA F, MARGERY J, LAURENT F, et al. Medical follow-up of workers exposed to lung carcinogens: French evidence-based and pragmatic recommendations. BMC Public Health, 2017, 17（1）: 191.

81. WU G X, NELSON R A, KIM J Y, et al. Non-small cell lung cancer as a second primary among patients with previous malignancy: who is at risk? Clin Lung Cancer, 2017, 18（5）: 543-550.

82. JONSSON S, THORSTEINSDOTTIR U, GUDBJARTSSON D F, et al. Familial risk of lung carcinoma in the Icelandic population. JAMA, 2004, 292（24）: 2977-2983.

83. LI X, HEMMINKI K. Familial multiple primary lung cancers: a population-based analysis from Sweden. Lung Cancer, 2005, 47（3）: 301-307.

84. MARSHALL H M, BOWMAN R V, YANG I A, et al. Screening for lung cancer with low-dose computed tomography: a review of current status. J Thorac Dis, 2013, 5（5）: 524-539.

85. YIP R, HENSCHKE C I, XU D M, et al. Lung cancers manifesting as part-solid nodules in the National Lung Screening Trial. AJR Am J Roentgenol, 2017, 208（5）: 1011-1021.

86. NAIDICH D P, BANKIER A A, MACMAHON H, et al. Recommendations for the management of subsolid pulmonary nodules detected at CT: a statement from the Fleischner Society. Radiology, 2013, 266（1）: 304-317.

87. GOULD M K, DONINGTON J, LYNCH W R, et al. Evaluation of individuals with pulmonary nodules: when is it lung cancer? Diagnosis and management of lung cancer, 3rd ed: American College of Chest Physicians evidence-based clinical practice guidelines. Chest, 2013, 143（5）: 93-120.

88. MAZZONE P J, SILVESTRI G A, PATEL S, et al. Screening for lung cancer: CHEST guideline and expert panel report. Chest, 2018, 153（4）: 954-985.

89. DETTERBECK F C. Overdiagnosis during lung cancer screening: is it an overemphasised, underappreciated, or tangential issue? Thorax, 2014, 69（5）: 407-408.

中国医学临床百家

出版者后记
Postscript

科学技术文献出版社自 1973 年成立即开始出版医学图书，40 余年来，医学图书的内容和出版形式都发生了很大变化，这些无一不与医学的发展和进步相关。《中国医学临床百家》从 2016 年策划至今，感谢 600 余位权威专家对每本书、每个细节的精雕细琢，现已出版作品近百种。2018 年，丛书全面展开学科总主编制，由各个学科权威专家指导本学科相关出版工作，我们以饱满的热情迎来了《中国医学临床百家》丛书各个分卷的诞生，也期待着《中国医学临床百家》丛书的出版工作更加科学与规范。

近几年，中国的临床医学有了很大的发展，在国际医学领域也开始崭露头角。以北京天坛医院牵头的 CHANCE 研究成果改写美国脑血管病二级预防指南为标志，中国一批临床专家的科研成果正在走向世界。但是，这些权威临床专家的科研成果多数首先发表在国外期刊上，之后才在国内期刊、会议中展现。如果出版专著，又为多人合著，专家个人的观点和成果精华被稀释。为改变这种零落的展现方式，作为科技部主管的唯一一家出版机构，我们有责任为中国的临床医师提供一个系统展示临床研究成果的舞台。为此，我们策划出版了这套高端医学专著——《中国医学临床百家》丛书。

"百家"既指临床各学科的权威专家，也取百家争鸣之义。

丛书中每一本书阐述一种疾病的最新研究成果及专家观点，按年度持续出版，强调医学知识的权威性和时效性，以期细致、连续、全面展示我国临床医学的发展历程。与其他医学专著相比，本丛书具有出版周期短、持续性强、主题突出、内容精练、阅读体验佳等特点。在图书出版的同时，同步通过万方数据库等互联网平台进入全国的医院，让各级临床医师和医学科研人员通过数据库检索到专家观点，并能迅速在临床实践中得以应用。

在与作者沟通过程中，他们对丛书出版的高度认可给了我们坚定的信心。北京协和医院邱贵兴院士说"这个项目是出版界的创新……项目持续开展下去，对促进中国临床学科的发展能起到很大作用"。中国工程院院士孙颖浩表示"我鼓励我国的泌尿外科医师把自己的创新成果和宝贵的经验传播给国内同行，我期待本丛书的出版"；北京大学第一医院霍勇教授认为"百家丛书很有意义"。我们感谢这么多临床专家积极参与本丛书的写作，他们在深夜里的奋笔，感动着我们，鼓舞着我们，这是对本丛书的巨大支持，也是对我们出版工作的肯定，我们由衷地感谢作者的支持与付出！

在传统媒体与新兴媒体相融合的今天，打造好这套在互联网时代出版与传播的高端医学专著，为临床科研成果的快速转化服务，为中国临床医学的创新及临床医师诊疗水平的提升服务，我们一直在努力！

科学技术文献出版社

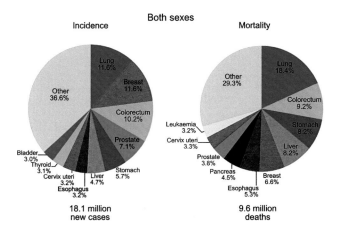

Both sexes

Incidence

Mortality

18.1 million
new cases

9.6 million
deaths

彩插 1　全球肿瘤统计分析（见正文 011）

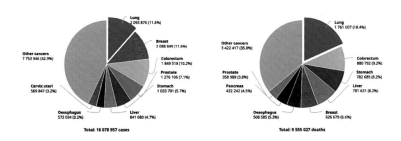

彩插 2　2018 年肺癌的发病率及死亡率（见正文 013）

来源：BRAY F，FERLAY J，SOERJOMATARAM I，et al. Global cancer statistics 2018：GLOBOCAN estimates of incidence and mortality worldwide for 36 cancers in 185 countries. CA Cancer J Clin，2018，68（6）：394-424.

	Rank increased	No change	Rank decreased				Change in Absolute YLLs, % (UI)	Change in Age-Standardized YLL Rate, % (UI)
Rank	Cancer 2007			Cancer 2017		Rank		
1	Tracheal, bronchus, and lung cancer			Tracheal, bronchus, and lung cancer		1	24.8 (21.7 to 27.6)	-4.1 (-6.5 to -2.0)
2	Stomach cancer			Liver cancer		2	21.2 (17.0 to 27.4)	-4.6 (-8.0 to 0.1)
3	Liver cancer			Stomach cancer		3	4.8 (2.4 to 7.4)	-18.6 (-20.5 to -16.6)
4	Colon and rectum cancer			Colon and rectum cancer		4	23.8 (19.2 to 27.6)	-4.5 (-8.0 to -1.7)
5	Breast cancer			Breast cancer		5	23.9 (17.3 to 28.7)	-1.7 (-6.8 to 2.1)
6	Esophageal cancer			Esophageal cancer		6	8.9 (5.8 to 12.2)	-16.2 (-18.6 to -13.7)
7	Brain and nervous system cancer			Pancreatic cancer		7	35.8 (32.5 to 38.6)	4.0 (1.5 to 6.1)
8	Cervical cancer			Brain and nervous system cancer		8	18.4 (11.9 to 24.6)	0 (-5.6 to 5.3)
9	Pancreatic cancer			Cervical cancer		9	15.1 (9.4 to 19.1)	-7.2 (-11.8 to -3.9)
10	Non-Hodgkin lymphoma			Non-Hodgkin lymphoma		10	22.1 (15.6 to 26.9)	0.2 (-5.2 to 4.3)
11	Other leukemia			Prostate cancer		11	28.3 (24.9 to 34.5)	-3.6 (-6.2 to 1.2)
12	Prostate cancer			Lip and oral cavity cancer		12	30.5 (23.8 to 36.4)	3.0 (-2.3 to 7.6)
13	Lip and oral cavity cancer			Other leukemia		13	-8.1 (-14.6 to -1.8)	-20.8 (-26.5 to -15.4)
14	Ovarian cancer			Ovarian cancer		14	29.1 (24.8 to 33.1)	1.1 (-2.2 to 4.2)
15	Gallbladder and biliary tract cancer			Gallbladder and biliary tract cancer		15	21.8 (17.8 to 26.3)	-6.8 (-9.9 to -3.5)
16	Acute myeloid leukemia			Bladder cancer		16	22.6 (19.9 to 25.3)	-6.9 (-8.9 to -4.8)
17	Bladder cancer			Other pharynx cancer		17	36.0 (25.4 to 44.2)	6.5 (-1.7 to 12.8)
18	Larynx cancer			Acute myeloid leukemia		18	16.2 (4.4 to 24.6)	-1.4 (-11.3 to 5.8)
19	Kidney cancer			Larynx cancer		19	17.3 (13.9 to 20.9)	-9.1 (-11.7 to -6.4)
20	Acute lymphoid leukemia			Kidney cancer		20	23.1 (18.5 to 27.3)	-3.3 (-6.9 to 0)
21	Other pharynx cancer			Acute lymphoid leukemia		21	5.3 (-8.6 to 15.4)	-4.7 (-17.6 to 4.7)
22	Nasopharynx cancer			Multiple myeloma		22	30.4 (25.6 to 34.4)	0.3 (-3.3 to 3.4)
23	Multiple myeloma			Nasopharynx cancer		23	18.3 (13.9 to 23.1)	-5.0 (-8.5 to -1.3)
24	Uterine cancer			Uterine cancer		24	14.8 (11.6 to 19.0)	-11.2 (-13.7 to -8.0)
25	Hodgkin lymphoma			Malignant skin melanoma		25	16.1 (12.7 to 20.0)	-7.2 (-9.8 to -3.8)
26	Malignant skin melanoma			Hodgkin lymphoma		26	-5.2 (-8.6 to -1.8)	-17.1 (-20.1 to -13.9)
27	Nonmelanoma skin cancer			Nonmelanoma skin cancer		27	30.0 (26.2 to 32.7)	0.5 (-2.3 to 2.6)
28	Thyroid cancer			Thyroid cancer		28	22.1 (16.7 to 28.0)	-2.3 (-6.6 to 2.4)
29	Chronic myeloid leukemia			Mesothelioma		29	21.0 (13.8 to 27.3)	-5.4 (-10.8 to -0.8)
30	Mesothelioma			Chronic myeloid leukemia		30	-1.7 (-5.2 to 1.5)	-19.7 (-22.4 to -17.1)
31	Chronic lymphoid leukemia			Chronic lymphoid leukemia		31	18.3 (14.2 to 22.4)	-9.2 (-12.3 to -6.1)
32	Testicular cancer			Testicular cancer		32	0.9 (-3.3 to 6.3)	-10.8 (-14.5 to -6.1)

彩插3 对比2007年与2017年统计出的因肿瘤死亡的排名（见正文013）

来源：Global Burden of Disease Cancer Collaboration，FITZMAURICE C，ABATE D，et al. Global，regional，and national cancer incidence，mortality，years of life lost，years lived with disability，and disability-adjusted life-years for 29 cancer groups，1990 to 2017：a systematic analysis for the global burden of disease study. JAMA Oncol，2019，5（12）：1749-1768.

➤ 体检发现（CT筛查）占比逐年升高，于2013年超过50%；
➤ 1989—2018年，体检发现占比从3.4%上升至81.1%。

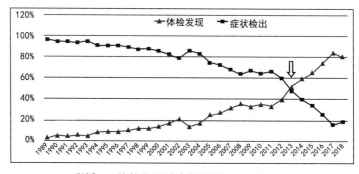

彩插4 体检发现肺癌的比例（见正文014）

来源：姜格宁教授PPT。

➤ 直径≤3 cm 的小结节比例从 6.3% 上升至 89.3%；
➤ 其中，≤1 cm 结节占比从 2012 年开始迅速上升。

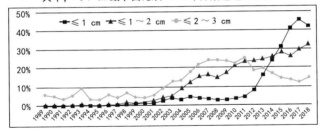

注：随着胸部 CT 筛查的普及，肺部小结节的检出率大幅度增加。

彩插 5　小结节占比（见正文 014）

来源：姜格宁教授 PPT。

➤ 总体男性共 30,463 例，女性 27,320 例；
➤ 女性占比增长速度较快，并于 2015 年首次超过男性；
➤ 男性占比从 81.3%（1989 年）下降至 40.0%（2018 年）。

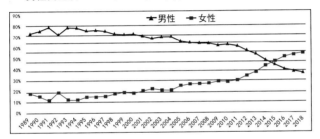

注：手术治疗的女性肺癌患者人数（多为非吸烟）已超过男性。

彩插 6　性别占比（见正文 015）

来源：姜格宁教授 PPT。

➤ 手术治疗肺癌共 57,783 例，NSCLC 56,962 例，SCLC 821 例；
➤ 三个时间阶段：1989—1998 年肺癌手术量平稳波动，1999—2008
年肺癌手术量略有提高，2009—2018 年手术量大幅提高。

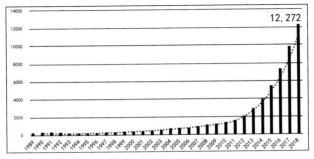

彩插 7　肺癌手术量变化（见正文 015）

来源：姜格宁教授 PPT。

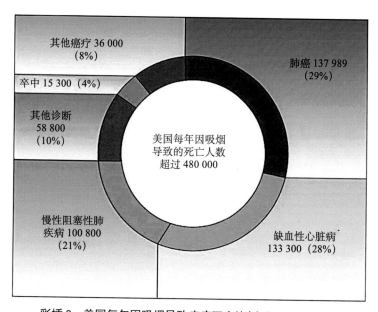

彩插8　美国每年因吸烟导致疾病死亡比例（见正文 030）

来源：李治中（菠萝）. 深呼吸：菠萝解密肺癌. 北京：清华大学出版社，2018.

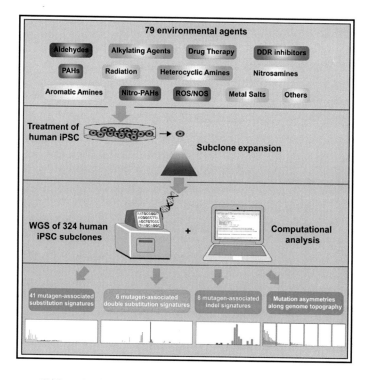

彩插9　烟草中含有有害物质的研究流程（见正文 031）

来源：KUCAB J E，ZOU X，MORGANELLA S，et al. A compendium of mutational signatures of environmental agents. Cell，2019，177（4）：821-836.

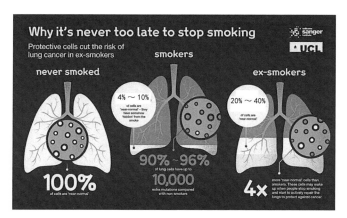

彩插 10　戒烟永远都不晚（见正文 036）

来源：YOSHIDA K，GOWERS K H C，LEE-SIX H，et al. Tobacco smoking and somatic mutations in human bronchial epithelium. Nature，2020，578（7794）：266-272.

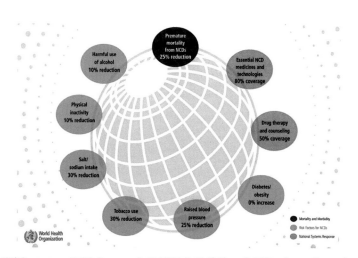

彩插 11　WHO 预计在 2025 年达到最有价值的 9 个目标（见正文 037）

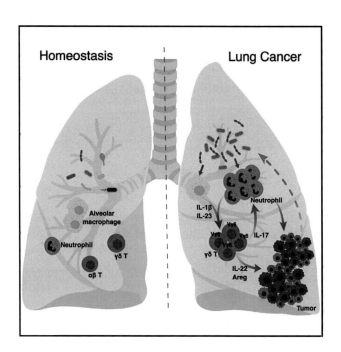

彩插 12　肺稳态与肺癌（见正文 052）

来源：JIN C，LAGOUDAS G K，ZHAO C，et al. Commensal microbiota promote lung cancer development via γ δ T cells. Cell，2019，176（5）：998-1013.

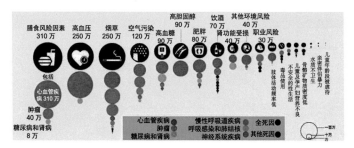

彩插 13　2017 年中国死亡人数的风险因素归因（见正文 060）

来源：ZHOU M，WANG H，ZENG X，et al. Mortality，morbidity，and risk factors in China and its provinces，1990—2017：a systematic analysis for the Global Burden of Disease Study 2017. Lancet，2019，394（10204）：1145-1158.

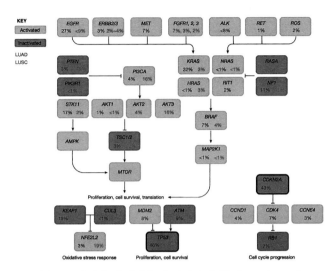

彩插 14　非小细胞肺癌相关肿瘤生物学（见正文 073）

来源：HERBST R S，MORGENSZTERN D，BOSHOFF C. The biology and management of non-small cell lung cancer. Nature，2018，553（7689）：446-454.

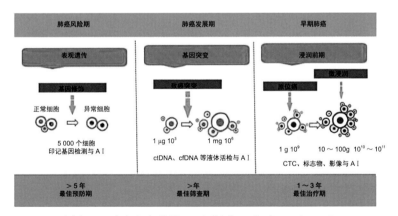

彩插 15　肺癌发生发展及预测诊断示意（见正文 119）

来源：中国肺癌防治联盟，中华医学会呼吸病学分会肺癌学组，中国医师协会呼吸医师分会工作委员会 . 肺癌筛查与管理中国专家共识 . 国际呼吸杂志，2019，39（21）：1604-1615.